Anne Tenhagen | Clara Scheiff

Taping in der Logopädie

Ein Ratgeber

Anne Tenhagen | Clara Scheiff

Taping in der Logopädie

Ein Ratgeber

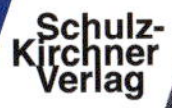

Bibliografische Information der Deutschen Nationalbibliothek
Die Deutsche Nationalbibliothek verzeichnet diese Publikation in der Deutschen Nationalbibliografie; detaillierte bibliografische Daten sind im Internet über http://dnb.d-nb.de abrufbar.

1. Auflage 2021
ISBN 978-3-8248-1279-0
e-ISBN 978-3-8248-9919-7

Mollweg 2, D-65510 Idstein
Vertretungsberechtigte Geschäftsführer:
Dr. Ullrich Schulz-Kirchner, Martina Schulz-Kirchner
Grafiken: Max Badstübner
Fotos: Lisa Spinello (Fotografin), Senait Kattlun (Modell)
Umschlagfoto: suravikin@gmail.com / Adobe Stock
Lektorat: Susanne Koch
Umschlagentwurf und Layout: Petra Jeck
Druck und Bindung: Plump Druck & Medien GmbH, Rolandsecker Weg 33, 53619 Rheinbreitbach
Printed in Germany

Inhaltsverzeichnis

Mit Erwerb dieser Publikation erhalten Sie zusätzlich eine kleine Auswahl an **Kopiervorlagen**. Die Datei stellen wir Ihnen in unserem Online-Shop **www.skvshop.de** zur Verfügung.
Wenn Sie Ihre Bestellung über unseren Online-Shop getätigt haben, finden Sie die Download-Datei direkt nach der Bestellung in Ihrem persönlichen Kundenkonto unter **„Meine Downloads"**.
Erfolgte Ihre Bestellung nicht über unseren Shop, fordern Sie bitte über info@schulz-kirchner.de Zugangsdaten an – geben Sie dabei bitte Ihren Namen, Ihre Anschrift und das Stichwort **„Taping in der Logopädie / Code TL"** an.

Aus Gründen der leichteren Lesbarkeit wurde vorwiegend die männliche Sprachform verwendet. Dies bedeutet jedoch keine Benachteiligung des weiblichen/dritten Geschlechts, sondern soll im Sinne der sprachlichen Vereinfachung als geschlechtsneutral zu verstehen sein.

| Vorwort

Das elastische Tape hält neben den klassischen Einsatzmöglichkeiten in der Orthopädie, Sportmedizin und Physiotherapie seit einigen Jahren Einzug in weitere Disziplinen. Hierzu gehören das Hebammenwesen und die Pädiatrie, die Ergotherapie, die Tiermedizin und eben auch die Logopädie. Das Tape besitzt die Möglichkeit, die herkömmliche Therapie ergänzend zu unterstützen und damit den Therapieeffekt zu erhöhen. Seine Eigenschaften sind dabei vielfältig und es kann individuell an die Bedürfnisse des Patienten angepasst werden. Zum Beispiel können Muskelzustände positiv beeinflusst werden, skelettale Fehlstellungen korrigiert, Lymphflüsse verbessert oder positiver Einfluss auf Schmerz, Trigger- und Akupunkturpunkte genommen werden.

Der vorliegende Ratgeber richtet sich an Logopäd*innen und verwandte Berufsgruppen aus dem Bereich der Sprach-, Sprech-, Stimm-, Schlucktherapie, Schüler*innen und Studierende dieser Profession sowie interessierte Eltern und Angehörige. Es wird ein Überblick über die Tapingmethoden, ihre Hintergründe und Anwendungsmöglichkeiten gegeben. Sie erhalten praktische Hinweise zur Tapeauswahl und erfahren Tricks im Umgang mit den Tapes. Zudem werden logopädisch relevante Anlagen präsentiert, die Sie selbst ausprobieren können. Abschließend wird die aktuelle Studienlage vorgestellt. Als Download erhalten Sie Informationsschreiben sowie weitere Kopiervorlagen, die Sie Ihren Patient*innen zur Verfügung stellen können.

Seit mehreren Jahren beschäftigen wir uns mit dem Thema sowohl aus klinisch-praktischer Sicht als auch als Lehrende und Forschende. Mit dem Ratgeber wollen wir dem Wunsch nachkommen, Literatur mit dem Schwerpunkt logopädischer Einsatzmöglichkeiten zur Verfügung zu stellen. **Trotzdem möchten wir darauf hinweisen, dass es sich beim Taping um eine Methode handelt, die praktisch und unter Anleitung erlernt werden sollte.** Insofern kann der Ratgeber nur einen Überblick geben und eine kleine Auswahl an praktischen Anlagen präsentieren. Weckt der Ratgeber Ihr Interesse, sich weitergehend mit dieser Methode zu beschäftigen, empfehlen wir Ihnen den Besuch einer Fortbildung, da nur innerhalb einer solchen die genaue praktische Umsetzung gelehrt werden kann.

| Theoretischer Hintergrund

Der japanische Arzt und Chiropraktiker Dr. Kenzo Kase entwickelte in den 1970er-Jahren die Behandlungsmethode des kinesiologischen Tapings. Unter kinesiologischem Tape beziehungsweise elastischem Tape versteht man ein auf Baumwollbasis hergestelltes elastisches, selbstklebendes Band. Seine haftende Eigenschaft erhält es durch Acrylatkleber, der sinuswellenförmig auf der Rückseite angebracht ist. Die Klebeeigenschaft der Acrylbeschichtung wird durch Körperwärme, Reibung und/oder Bewegung aktiviert. Durch die hypoallergene und latexfreie Beschaffenheit des elastischen Tapes werden Hautirritationen verhindert (Roth, 2018). Insgesamt gilt es als wasserresistent sowie atmungsaktiv und ermöglicht dadurch eine lange Tragedauer und einen hohen Tragekomfort. Die elastischen Tapes können zwischen drei und sieben Tagen getragen werden und behalten ihre Wirkungsweise auch nach der Körperhygiene bei (Kumbrink, 2018). Der Grundgedanke des Konzepts besteht darin, dass die Haut als größtes Reflexorgan körpereigene Strukturen beeinflusst. Durch die Anwendung des elastischen Tapes und der dadurch entstehenden Stimulation der Haut-, Muskel-, Gelenk-, Faszien- und Sehnenrezeptoren können Strukturen stabilisiert, Entzündungen abgebaut, Mechanorezeptoren aktiviert, Schmerz gelindert und weiteren Verletzungen vorgebeugt werden (Roth, 2018).

Geschichtlicher Hintergrund

Bereits in der Antike wurden Gelenke, Bänder und Sehnen mit starren Verbänden stabilisiert. Diese hatten jedoch eine eingeschränkte Bewegungsfreiheit und meist einen längeren Heilungsprozess zur Folge (Goldmann, 2017). Das klassische Tape, also ein starrer Verband, dient der Stabilisierung und stellt Körperstrukturen ruhig. Es hat eine eingeschränkte Bewegungsfähigkeit zur Folge, dadurch ist der Tragekomfort eher gering. Es wird aus diesem Grund heutzutage nur in kleinen Arealen eingesetzt (Kumbrink, 2018).
In den 1970er-Jahren entdeckte Dr. Kenzo Kase die Effektivität elastischer Klebeverbände (Bökelberger & Lehner, 2015). Er experimentierte zuvor mit unterschiedlichsten Materialien und Methoden, um eine nicht-medikamentöse Methode zur Schmerzlinderung zu finden (Goldmann, 2017). Laut Roth (2018) war Dr. Kase „überzeugt, dass über die Haut, das größte Reflexorgan des Körpers, die gesamte Muskulatur und weitere Strukturen beeinflusst werden können" (S. 1). Durch die erhaltene Beweglichkeit und die anregende Tapeanlage werden die Mikrozirkulation beeinflusst, der Lymphfluss sowie die Temperaturregulation unterstützt und die neuromuskuläre Verschaltung gefördert. Insgesamt werden also eine natürliche Reparatur und eine automatische Regeneration des Körpergewebes erreicht. Dr. Kenzo Kase erweiterte folglich das klassische Tape, das zunächst aus unelastischen Verbänden bestand, die der Stabilisierung dienten, um das

elastische Tape (Roth, 2018). Die wesentliche Veränderung im Vergleich zu dem klassischen Tape besteht laut Kumbrink (2018) in den elastischen und selbstklebenden Materialeigenschaften, durch die die Bewegungsfreiheit der Patienten nicht eingeschränkt wird, sondern weiterhin gegeben ist und gefördert wird.

Durch die erhaltene Bewegungsfreiheit lässt sich auch der Begriff des „kinesiologischen" Tapes erklären. Dieser stammt ursprünglich aus dem Griechischen von dem Wort „Kinesis" ab, das übersetzt „Bewegung" bedeutet.

Internationale Aufmerksamkeit bekamen die kinesiologischen Tapes erstmals 1988 bei den Olympischen Spielen in Seoul, da bei den Volleyballspielern der japanischen Nationalmannschaft die elastischen Bänder auffielen (Roth, 2018). Seit Ende der 1990er-Jahre werden die elastischen Tapes auch in Deutschland unter anderem durch die Gründung der Kinesio Taping Association vermehrt angewendet (Bökelberger & Lehner, 2015).

Wirkungsweise

Das elastische Tape nutzt die Haut als größtes Reflexorgan des menschlichen Körpers, um körpereigene Heilungsmechanismen zu aktivieren. Die Elastizität, die durch die Vorspannung des elastischen Tapes auf der Trägerfolie von etwa 10 % gegeben ist, entspricht in etwa der Eigendehnung des menschlichen Muskels (Kumbrink, 2018). Damit das Tape der Haut möglichst angeglichen wird, ist es nur in Längsrichtung und nicht in Querrichtung dehnbar (Roth, 2018). Je nach verwendeter Anlagetechnik kann das Tape auf bis zu 140 % seiner Ursprungslänge gedehnt werden. Die bereits erwähnte sinusförmige Wellenstruktur erlaubt, dass die Haut bei jeder Bewegung angehoben und gegen das subkutane Gewebe verschoben wird. Unter subkutanem Gewebe versteht man die Unterhaut als einen Teil der Hautschicht. Wie in Abbildung 1 dargestellt, lässt sich die Haut in zwei weitere Schichten unterteilen, wobei die Epidermis die Körperoberfläche bildet. Dort stellen die sogenannten Merkel-Zellen die sekundären Sinneszellen dar und wirken als Mechanorezeptoren. Durch die Dermis gilt die Haut als reißfest und verformbar. Neben Aufgaben wie der Schutzfunktion und der Regulation des Wasserhaushaltes hat die Haut unter anderem eine Sinnesfunktion. Diese wird über Schmerz-, Temperatur-, Druck- und Tastrezeptoren reguliert. Diese Rezeptoren wandeln physikalische oder chemische Reize in elektrische Erregung um (Faller & Schünke, 2012). Es lassen sich drei Gruppen von Rezeptoren unterscheiden: Die Exterozeptoren werden durch äußere Reize, wie zum Beispiel dem elastischen Tape, beeinflusst und leiten das Aktionspotenzial weiter (Chusid, 1978). Die Propriozeptoren geben Informationen über die Körperstruktur und kontrollieren die Bewegungsabläufe (Roth, 2018). Enterozeptoren reagieren auf Veränderungen im Körperinneren, wie beispielsweise auf Schwankungen im Blutkreislaufsystem (Chusid, 1978).

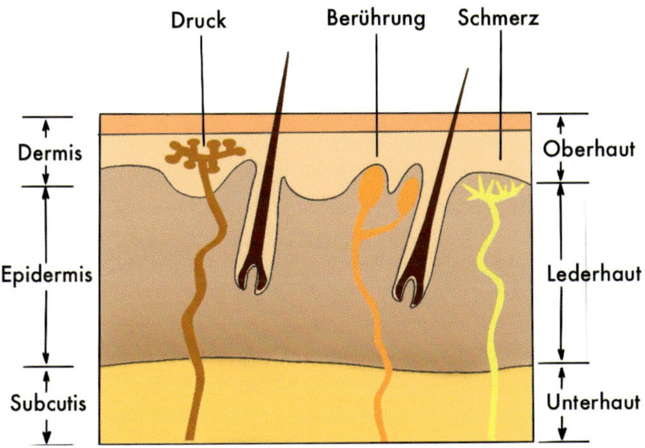

Abb. 1: Schema der Haut

Durch die Technik des Tapens wird über die Haut als größtem Reflexorgan Einfluss auf das sensomotorische System genommen und die Wahrnehmung des Reizes wird umgehend verstärkt. Durch die Weiterleitung an das zentrale Nervensystem erfolgt eine Anpassung auf die äußeren Reize. Nach Roth (2018) werden so die körpereigenen Heilungsmechanismen mobilisiert und die Funktionsfähigkeit des gesamten Bewegungsapparates regeneriert.

Die Muskelanlage wirkt also folgendermaßen: Die Haut wird durch das elastische Tape angehoben und aktiviert die Hautrezeptoren. Insgesamt wird durch das elastische Tape Einfluss auf die Tonusregulation genommen. Die angesprochenen Propriozeptoren leiten Informationen über Belastung, Position und Steuerung des Muskels weiter. Durch das Anheben der Haut und die Kombination mit Bewegung wird zusätzlich der Lymphabfluss verbessert und die Druckempfindung reduziert. Weiterhin wird durch die eutonisierte Muskulatur die Gelenkfunktion unterstützt und Schmerz reduziert (Kumbrink, 2018).

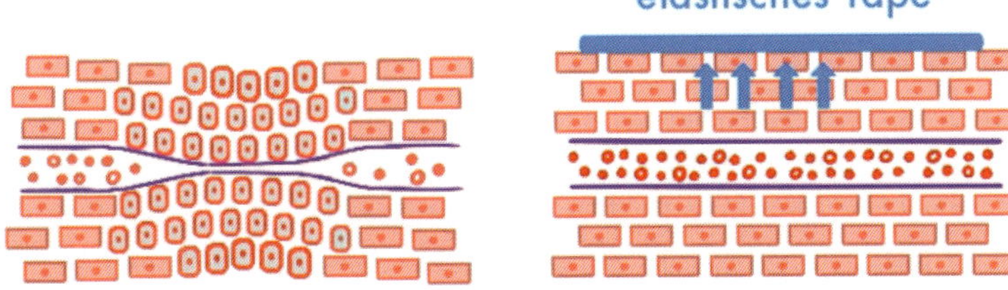

Abb. 2: Verbesserter Lymph- und Blutfluss durch Anheben der Haut durch das Tape
(modifiziert nach Habsch, 2018)

Anlagetechniken

Im Anwendungsgebiet der elastischen Tapes wird grundsätzlich zwischen vier verschiedenen Anlagetechniken unterschieden: Ligamentanlagen, Korrekturanlagen, Lymphanlagen und Muskelanlagen. Innerhalb dieser grundlegenden Anlagetechniken existieren wiederum weitere verschiedene Klebetechniken, dazu zählen die Space-, Narben-, Faszien- und Meridiantechniken (Goldmann, 2017). Im Folgenden werden die vier Anlagetechniken erläutert. Dabei steht die Muskelanlage im Vordergrund, da diese für die logopädische Therapie und die späteren beispielhaften Anlagen am relevantesten ist.

Die **Ligamentanlage** wird bei verletzten Sehnen und Bändern unter maximaler Tapedehnung aufgeklebt. Diese Anlage spricht insbesondere die Tiefensensibilität an und somit werden Schmerzimpulse gesenkt. Weiterhin hat die Anlage eine Entlastung, eine verbesserte Belastbarkeit und insgesamt Schmerzminderung zur Folge (Ilbeguyi, 2016).

Korrekturanlagen werden entweder funktionell zur Verschiebung einer knöchernen Struktur oder über Faszien zur Auflockerung und Schmerzminderung angebracht. Funktionelle Korrekturanlagen haben das Ziel, Fehlstellungen zu korrigieren. Die elastischen Tapes werden mit maximaler Vordehnung in Richtung der zu korrigierenden Basis angebracht. Über eine Hautverschiebung wird die leicht mechanische Korrektur angeregt und ein rezeptorischer Reiz ausgelöst. Eine Anlage zur Faszienkorrektur ist bei Verspannungen, Überlastungen und einseitigen Belastungen notwendig. Die Anlage erfolgt meist mit einer pulsierenden Bewegung aus dem Handgelenk, wodurch die Faszie mechanisch verschoben wird (Kumbrink, 2018).

Eine **Lymphanlage** wird bei Störungen des Lymphabflusses angelegt. Der Raum zwischen Haut und subkutanem Gewebe wird vergrößert, wodurch die Transportgefäße wieder aktiviert werden. Ein Zurückfließen der Lymphflüssigkeit wird durch Klappen verhindert. Man unterscheidet bei Lymphanlagen, ob die Lymphabflusskette intakt ist oder Lymphknoten bereits entfernt wurden (Roth, 2018; Kumbrink, 2018).

Muskelanlagen werden bei einem Hyper- oder Hypotonus sowie Muskelverletzungen angewendet. Unter einem Hypertonus versteht man eine stark gesteigerte Muskelanspannung in Ruhe. Das heißt, der Muskel wurde nicht willentlich stark angespannt. Ein Hypotonus beschreibt entgegengesetzt eine niedrige und schwache Muskelspannung. Einem Hyper- und Hypotonus können viele verschiedene Ursachen zugrunde liegen. Durch das elastische Tape soll die zu hohe bzw. zu niedrige Muskelspannung eutonisiert, also ausgeglichen werden. Das elastische Tape wird ungedehnt, jedoch unter Körpervordehnung, geklebt und beeinflusst dadurch den Ruhetonus bei gleichzeitiger Unterstützung der Belastbarkeit. Es wird zwischen tonisierender,

also aktivierender, und detonisierender, also entspannender, Muskelanlage differenziert. Ob das elastische Tape tonisierend oder detonisierend wirkt, hängt von der Art und Weise der Anbringung ab.
Eine tonisierende Anlage wird von dem „Punctum fixum" (Pct. fixum), also der Anheftungsstelle des Muskels am unbewegten Skelettteil zum „Punctum mobile" (Pct. mobile), also der Anheftungsstelle des Muskels am bewegten Skelettteil angebracht. Eine detonisierende Anlage wird entsprechend umgekehrt angelegt (Roth, 2018). Durch einen Hautvorschub wird die sogenannte Rückstellkraft aktiviert, die zu einer unterstützenden beziehungsweise verminderten Muskelkontraktion führt (Kumbrink, 2018). Wie in Abbildung 3 dargestellt, wird bei einer tonisierenden Anlage das Tape also zum Pct. fixum und bei einer detonisierenden Anlage zum Pct. mobile zurückgezogen. Durch die Tapeanlage wird die Wahrnehmung positiv beeinflusst. Die Blutzirkulation nimmt zu und man kann eine angenehme Wärme spüren (Roth, 2018).

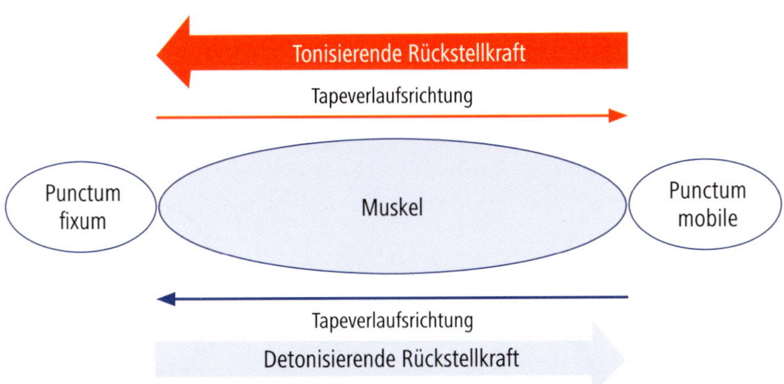

Abb. 3: Wirkungsweise einer Muskelanlage

Die Begriffe „Pct. fixum" und „Pct. mobile" stimmen zwar oftmals mit dem Muskelursprung beziehungsweise dem Muskelansatz überein. Da Ursprung und Ansatz jedoch willkürlich festgelegt wurden, ist dies nicht immer der Fall und somit sind die Begriffe nicht synonym zu verwenden (Faller & Schünke, 2012). Dennoch ist es wichtig zu wissen, wo der Muskelursprung und der Muskelansatz zu lokalisieren sind, da das elastische Tape an diesen Stellen angebracht wird. Pct. fixum und Pct. mobile sind ausschlaggebend für die Funktion des elastischen Tapes, da die Tapeverlaufsrichtung und damit ihre Wirkung von beiden Punkten abhängig ist.

Beispiel:
Wenn man beispielsweise den Musculus (M.) sternohyoideus, der zur infrahyoidalen Muskulatur gehört und einen der unteren Zungenbeinmuskel darstellt, beeinflussen möchte, sollte man wissen, von wo nach wo der entsprechende

Muskel verläuft. Der M. sternohyoideus verläuft vom Ursprung am Manubrium sterni (Handgriff des Brustbeins) zum Ansatz des Hyoids (Zungenbeins). Je nach Funktionsweise des Muskels muss festgestellt werden, welcher der beiden Punkte der Pct. fixum und welcher der Pct. mobile ist. Da der M. sternohyoideus dafür verantwortlich ist, den Schildknorpel und damit den Kehlkopf nach kaudal, also nach unten zu ziehen, ist das Zungenbein in dem Fall der bewegliche Teil, also der Pct. mobile, und das Manubrium sterni der unbewegliche Teil, also der Pct. fixum. Je nachdem, ob nun die Kehlkopftiefstellung oder -hochstellung unterstützt werden soll, klebt man das Tape tonisierend (Tiefstellung) oder detonisierend (Hochstellung). Für eine detonisierende Anlage würde man das elastische Tape folglich vom Zungenbein (Pct. mobile) zum Manubrium sterni (Pct. fixum) anbringen und dadurch die detonisierende Rückstellkraft hervorrufen. Für eine tonisierende Anlage würde man das Tape in entgegengesetzter Richtung vom Manubrium sterni (Pct. fixum) zum Hyoid (Pct. mobile) anlegen und eine tonisierende Rückstellkraft aktivieren.

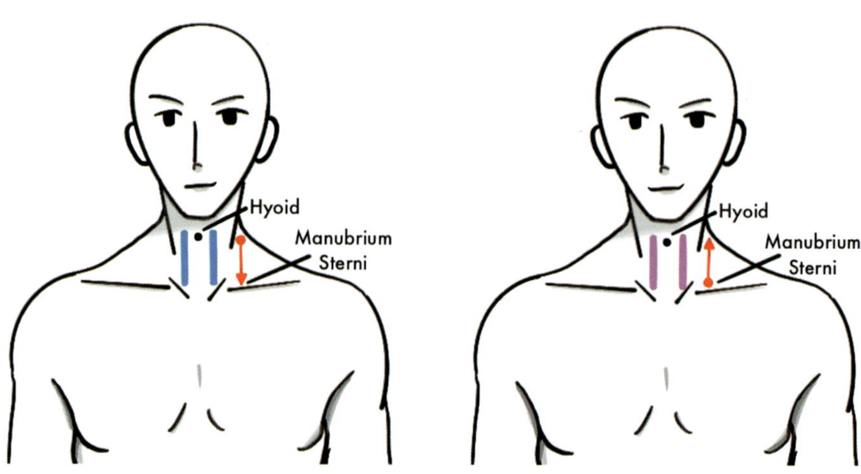

Abb. 4: Links detonisierende Anlage des M. sternohyoideus, rechts tonisierende Anlage des M. sternohyoideus

Farblehre

Blau, Rot, Schwarz und Beige gelten als die klassischen Tapefarben. Die korrekte Anlagetechnik gilt zwar als entscheidender Faktor der Behandlungsmethode, die Farbauswahl kann jedoch die Anlage positiv unterstützen. Der Ursprung der Farblehre liegt in der Traditionellen Chinesischen Medizin (TCM). Demnach wird jeder Farbe eine bestimmte physische Wirkung auf den Körper, also auch eine Heilungskraft, zugeordnet. Mittlerweile sind die Tapes in allen möglichen Farbnuancen erhältlich. Dabei gilt Rot als aktivierende Farbe, Blau hingegen als eher beruhigend (Roth, 2018). Die Farben Beige und Schwarz wirken neutral (Kumbrink, 2018). Bei einer den Tonus steigernden Anlage wäre es demnach empfehlenswert, Rot oder Pink als Farbe zu wählen und beim Vorliegen eines Hypertonus wäre eine blaue Anlage, die den Tonus senkt, unterstützend. Die Einhaltung der Farblehre ist aber nicht zwingend notwendig. Laut Bökelberger und Lehner (2015) ist es auch möglich, dass die Farben je nach Person individuell eine andere unterstützende Wirkung zeigen. Neben der Farbe unterscheiden sich die Tapes nicht in Materialeigenschaft, Dehnfähigkeit oder auch allgemeiner Beschaffenheit. Auch wenn die Farbenlehre angewandt werden kann, ist am Ende die korrekte Anlage durch den Therapeuten, die qualitativ hochwertigen Materialeigenschaften sowie die Compliance des Patienten ausschlaggebend für den Erfolg der Methode (Kumbrink, 2018; Habsch, 2018; Ilbeygui, 2016).

Crosstape

Neben dem klassischen Tape gibt es Crosstapes (auch Gitterpflaster oder Akupunkturpflaster), die alleine oder in Kombination mit dem klassischen Tape verwendet werden können. Crosstapes bestehen aus Polyester und besitzen ebenfalls eine Acrylklebeschicht. Sie enthalten keine Wirkstoffe und wirken nur durch ihre elektrische Ladung. Durch das Abziehen von der Trägerfolie lädt sich das Crosstape elektrostatisch auf, was sich durch das Anziehen an den Daumen kontrollieren lässt (s. S. 46 f). Diese elektrische Ladung kann nicht selbstständig abgegeben werden.

Die Haut ist mit einer Vielzahl an Rezeptoren ausgestattet, die komplex mit den inneren Organen und dem Gehirn verschaltet sind, um Informationen über Schmerzzustände und Wahrnehmungen weiterzuleiten. Geht man mit den statisch negativ geladenen Crosstapes über die gesunde, ebenfalls negativ geladene Haut, reagiert diese nicht. Erst bei der betroffenen positiv geladenen Stelle, die ein Akupunktur-, Schmerz- oder Triggerpunkt sein kann, zieht sich das Crosstape von selbst an die Haut an. Die überschüssige Energie der Crosstapes wird an dieser Stelle entladen und entlastet die Hautoberfläche. Dies führt zu einer reflektorischen Information im Körper und aktiviert die Selbstheilungskräfte. Da sich das Tape seinen Platz „selbstständig" sucht, ist es auch durch den Laien anwendbar. Das Anbringen sollte immer unter Vordehnung der zu tapenden

Körperregion geschehen (Kumbrink, 2018; Kandt, 2010). Zudem sollten Sie nicht auf einem Teppichboden stehen, da hierdurch die elektrostatische Aufladung negativ beeinflusst werden kann.Crosstapes sind in der Apotheke oder im Internet erhältlich und kosten ca. 12 Euro pro 160 Stück. Es gibt die Größen S bis XL, für die logopädischen Anlagen empfehlen wir die Größe M.

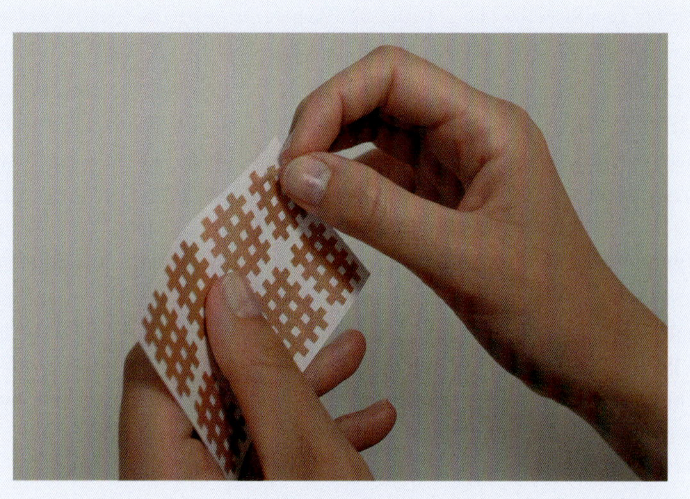

Abb. 5: Crosstapes

Einsatzmöglichkeiten in der Logopädie

Im Folgenden sollen unterschiedliche Anwendungsmöglichkeiten der Tapes in der Logopädie vorgestellt werden. Die Vielzahl ergibt sich vor allem durch die spezifisch einsetzbaren Anlagetechniken.

Bevor das Tape angelegt wird, findet eine Anamnese und Diagnostik statt, um das Störungsbild genau zu erfassen und mögliche Kontraindikationen für die Anwendung des Tapes auszuschließen. Wenn beispielsweise eine verspannte Schulter-Nacken-Muskulatur getapt wird, sollte betrachtet werden, ob der Patient eine gleichbetonte Hyperaktivität dieser Körperpartie zeigt oder ob die Körperpartie besonders einseitig betont ist, weil es beispielsweise durch eine Grunderkrankung zu einer Kopfschiefhaltung kommt. Daraufhin ist eine individuelle Anpassung der Anlage an die Bedürfnisse des Patienten möglich.

Die Tapeanlage ergänzt die logopädische Therapie. Die aufrechterhaltenden Faktoren einer Störung, wie beispielsweise der falsche Gebrauch der Stimme, der zu einer Dysphonie führt, oder die stressige Arbeitssituation, die das Knirschen beeinflusst, können nicht durch eine Tapeanlage behoben werden. Trotzdem ist der Einsatz der Tapes bei einer ganzheitlichen Therapie gerechtfertigt und unterstützt den Therapieerfolg.

Patienten können durch das Tape den Zustand der betroffenen Muskeln und ihre Körperhaltung bewusster wahrnehmen und sind dadurch in der Lage, sie zu verändern.

Es werden nun mehrere Anlagen beschrieben, die häufig in der logopädischen Praxis vorkommen. Sie können vor, während oder nach der logopädischen Therapie angelegt werden. Sofern sie sichtbar im Gesicht getragen werden und dies nicht im öffentlichen Raum geschehen soll, ist es günstig, einen Angehörigen oder den Patienten selbst (sofern motorisch möglich) zur Tapeanlage anzuleiten.

Anlagen im orofazialen Bereich

Unterschiedliche Muskelanlagen unterstützen die Arbeit im orofazialen Bereich. Ziel ist es, eine Muskelbalance der mimischen Muskulatur zu erreichen, um hierdurch die physiologischen Funktionen des Kauens, Schluckens, der Atmung und der Artikulation herzustellen. Kommt es beispielsweise aufgrund einer verlegten Nasenatmung wegen anhaltender Hals-Nasen-Ohren-Infekte, vergrößerter Mandeln, Polypen oder anderer Ursachen oder im Rahmen einer Zahnfehlstellung, eines Habits oder neuromuskulärer Grunderkrankungen zu einem offen stehenden Mund, so kann mittels eines Muskeltapes der M. orbicularis oris als Mundringmuskel gestärkt werden. Vor allem bei einer verkürzten Oberlippe sollte der tonisierenden Anlage ein Stretching

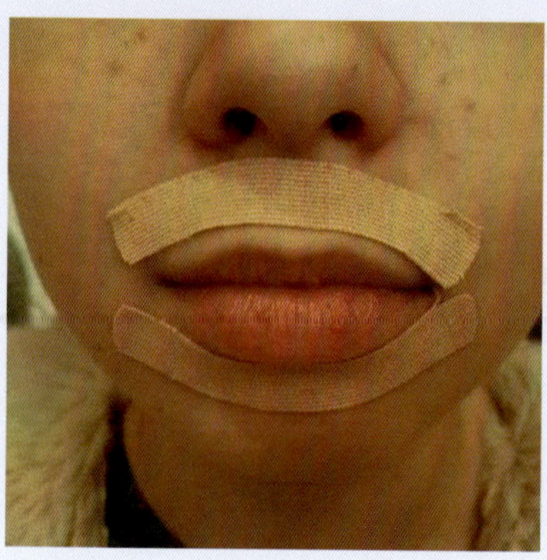

Abb. 6: Tonisierende Anlage des M. orbicularis oris

der Oberlippe vorausgehen (beispielsweise durch eine kleine Kaunudel, die im oberen Mundvorhof platziert wird). Es sollte beachtet werden, dass diese Anlage nur wirksam sein kann, wenn gleichzeitig die Voraussetzungen für eine physiologische Nasenatmung gegeben sind. Sofern sich bereits eine starke Kompensation des Gegenspielers – des M. mentalis – zeigt, kann dieser zusätzlich durch ein detonisierendes Muskeltape geschwächt werden.

Bei bestehendem Problem des Patienten, Speisereste aus den Wangentaschen wieder auf die Zahnreihen zu befördern, ist die tonisierende Muskelanlage des M. buccinators hilfreich. Verändert man bei der gleichen Zielstruktur des M. buccinators die Anlagetechnik, so lässt sich eine andere Indikation ableiten. Sofern die Anlage nicht als Muskelanlage ohne Zug, sondern als Ligamentanlage mit Zug geklebt wird, entsteht ein Liftingeffekt, der die Wangen von den Zahnreihen fernhält. Eine mögliche Indikation dazu kann das Wangenbeißen bei Sensibilitätseinschränkungen sein. Diese Raumvergrößerung unterhalb des getapten Areals kann ebenfalls auf Höhe der Nasennebenhöhle angewendet werden. Der Liftingeffekt vergrößert den Atemweg und unterstützt dadurch den Sekretabfluss im Rahmen einer Sinusitis oder bei Allergien.

Bei einer Hyperaktivität des Kaumuskels M. masseter, z. B. in Zusammenhang mit Bruxismus, kann dieser detonisiert werden. Hier müssen die aufrechterhaltenden Faktoren des Knirschens zur Beseitigung der Problematik behandelt werden, seien es z. B. psychischer Stress oder die Nebenwirkungen einer Medikation. Das Tape hat bei seinem Einsatz zwei Vorteile. Zum einen kann es zu einer unmittelbaren Schmerzreduktion der betroffenen Muskeln führen. Bei Personen mit einer schlechten Selbstwahrnehmung ermöglicht es zum anderen das Fühlen eines erleichterten Zustandes, der häufig schon sehr lange nicht mehr wahrgenommen wurde. Während bei Erwachsenen meist die Detonisierung des M. masseter im Vordergrund steht, kann bei

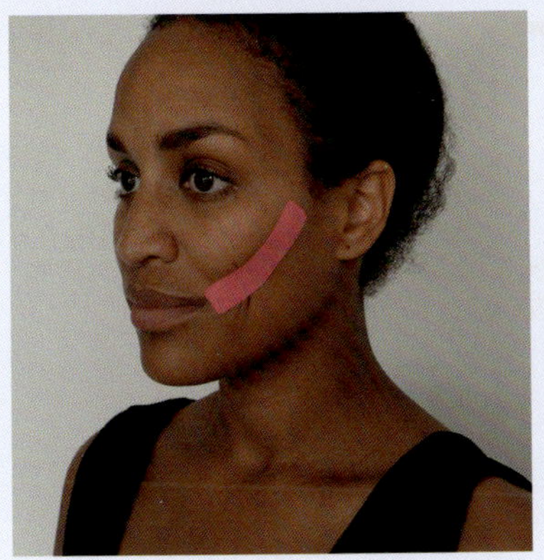

Abb. 7: Beispielanlage Fazialisparese

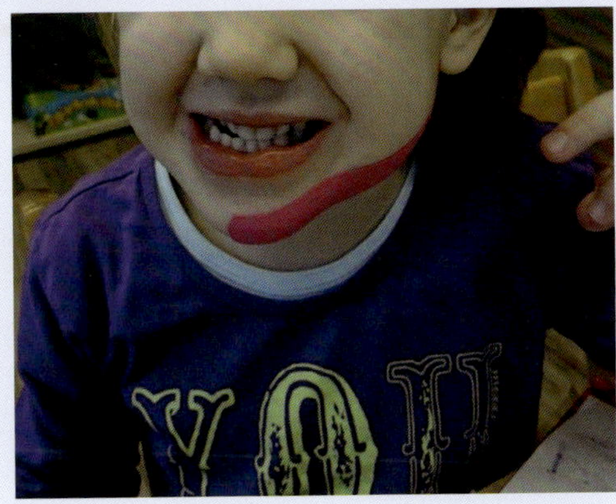

Abb. 8: Korrekturanlage der Mandibula nach links zur Unterstützung der Lautanbahnung

Säuglingen und Kleinkindern sowie anderen Personen mit einer schwachen Kaumuskulatur auch die Tonisierung im Vordergrund stehen. Bei dieser wird entsprechend vom Pct. fixum zum Pct. mobile getapt.

Eine tonisierende Anlage kann ebenfalls bei verletztem innervierendem Nerv verwendet werden, wie z. B. bei einer Fazialisparese. Hierbei können das Heben des Mundwinkels, das Schließen des Auges und das Runzeln der Stirn aktiviert werden. Die Reaktivierung der Nervenfunktion und die Wiederherstellung der mentalen Repräsentation der Gesichtssymmetrie stehen bei der Behandlung dieses Störungsbildes im Vordergrund und können durch die von außen hergestellte Symmetrie des Gesichtes durch das Tape unterstützt werden. Außerdem erleichtert vor allem das Anheben des Mundwinkels durch das Tape die ungestörte Artikulation der Patienten, da v. a. bei den Zischlauten während des Sprechens keine Luft über den Mundwinkel entweicht. Ebenfalls sind die Speichelkontrolle und das Trinken von Flüssigkeiten besser möglich, da auch hier kein Austritt mehr vorkommt. Das Tape erfährt aufgrund dessen eine hohe Akzeptanz bei den Patienten und wird oft auch im öffentlichen Raum getragen.

Auch Korrekturanlagen finden Einsatzmöglichkeiten im orofazialen Bereich. So kann die Kieferposition nach lateral, ventral oder cranial korrigiert werden, je nach Indikation des Patienten. Die Manipulation knöcherner Strukturen sollte in hohem Maße durchdacht sein, da sie einen großen Einfluss auf den Körper, insbesondere auf das Kiefergelenk sowie die Halswirbelsäule und Zahnstellung hat. Eine kurzzeitige Korrekturanlage kann z. B. sehr hilfreich in der Anbahnungssequenz eines Lautes sein, sofern die Kieferposition hier besonders bedacht werden muss. Die Anlage sollte dabei immer nur im Rahmen der Therapie angewendet werden und ersetzt in keinem Fall eine notwendige kieferorthopädische Therapie.

Anlagen im Bereich des Mundbodens und Kehlkopfes

Über die obere und untere Kehlkopfmuskulatur lässt sich der Kehlkopfstand beeinflussen. Bei einer Stärkung des M. sternohyoideus und Schwächung eines der Gegenspieler, z. B. M. geniohyoideus oder M. mylohyoideus, wird die Absenkung des Kehlkopfes provoziert. Dies ist ein Ziel, das z. B. in der Stimmtherapie relevant ist. Generell gilt, dass, wenn detonisierende Anlagen am Mundboden geklebt werden, diese auch Einfluss bei zu engem Kieferstand (Bruxismus) haben und zu einem Lockerlassen der Muskulatur durch den Patienten führen können. Wird die Anlage umgekehrt und der Kehlkopfsenker detonisiert und der Heber tonisiert, so wird ein Kehlkopfhochstand und damit die Kehlkopfelevation provoziert – eine Anlagenkombination, die z. B. in der Behandlung von Schluckstörungen ihre Anwendung findet. Bei Anlagen im Kehlkopfbereich sollte beachtet werden, dass das Tape nicht zu nah an der Trachea und am Kehlkopf geklebt wird, da dies von vielen Patienten als unangenehm empfunden wird.
Im Zusammenhang mit Schluckstörungen kann es auch interessant sein, die Schluckfrequenz zu erhöhen. Lässt sich der Schluckreflex über den Triggerpunkt am Mundboden manuell auslösen, kann dies ebenfalls über den Liftingeffekt einer gestretchten Anlage erreicht werden. Der Effekt einer erhöhten Schluckfrequenz ist dann für einen begrenzten Zeitraum zu beobachten. Dieser Effekt tritt vor allem bei Personen mit Syndromerkrankungen auf.

Anlagen am Rücken und im Hals-, Nacken- und Schulterbereich

Verspannungen im Hals-, Nacken- und Schulterbereich können Ursache und Folge logopädischer Störungsbilder sein. Sie treten beispielsweise in Zusammenhang mit Dysphonien und Dysphagien auf. Neben dem positiven Effekt – der schnell eintretenden Entspannung während der Tapeanlage – ist zudem durch die Wahrnehmungsveränderung der Patienten eine bessere Kopfhaltung zu beobachten. Sofern die Schulter-Nacken-Verspannung als Kompensation einer Störung vorliegt, kann sich die Symptomatik unter der Tapeanlage verschlechtern. Jedoch bietet die Reduktion der Kompensation eine optimale Voraussetzung, um direkt am Problem zu arbeiten. Wenn die Verspannung als Ursache einzuschätzen ist, kann es unmittelbar zu einer Verbesserung der Symptomatik kommen.

Bei Verspannungen im Bereich des Nackens oder der seitlichen Halsmuskulatur kann auch eine detonisierende Muskelanlage des M. semispinalis capitis oder der Mm. scaleni helfen. Im Allgemeinen kann die detonisierende und tonisierende Anlage auf alle Muskelgruppen des Körpers übertragen werden. Es gilt hierbei, den Zusammenhang zur logopädischen Diagnose zu prüfen und die Behandlung aufrechterhaltender Faktoren selbst durchzuführen oder durch andere Berufsgruppen vornehmen zu lassen.

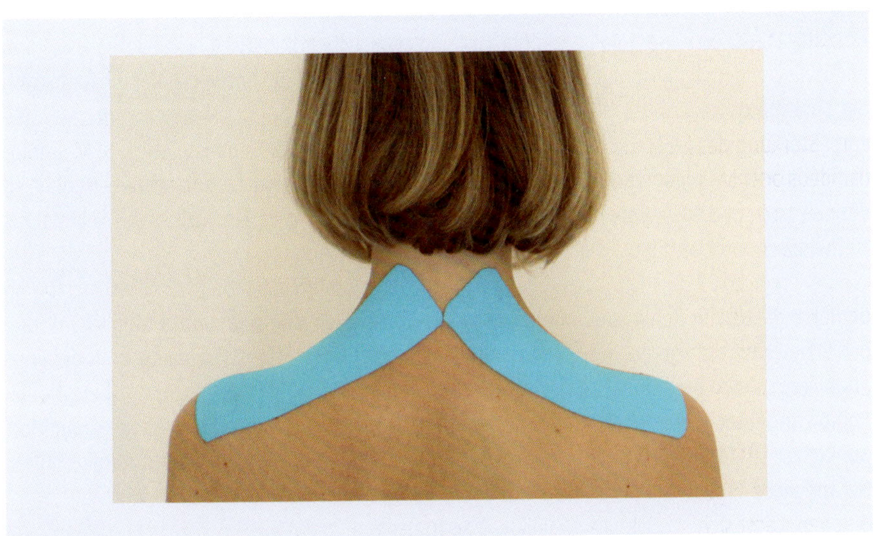

Abb. 9: Detonisierende Muskelanlage des M. trapezius (Pars decendens)

Neben den Möglichkeiten zur Reduktion von Muskelverspannungen besteht außerdem die Option der Haltungskorrekturen des Oberkörpers und der Schulterposition. Hierfür wird die Korrekturanlage verwendet.

Anlagen zur Unterstützung der kosto-abdominalen Atmung

Leidet ein Patient unter einer sehr flachen oder auch einer Hochatmung, so lässt sich die Vertiefung durch ein Tape unterstützen. Sofern innerhalb der Therapie an einer kosto-abdominalen Atmung gearbeitet wird, kann zusätzlich zur Therapie eine Ligamentanlage oberhalb des Diaphragma anterior und posterior die vertiefte Einatmung weiterhin fördern. Vorteilhaft hierbei ist, dass die Tapeanlage unterhalb der Kleidung durch den Patienten weiter getragen werden kann. Hierdurch verlängert sich der Therapieeffekt und es kann zu einer Integration des neuen Atemmusters kommen.

Crosstapes im orofazialen Bereich

Wie bereits beschrieben, können Crosstapes oberhalb von Schmerz-, Akupunktur- und Triggerpunkten geklebt werden. Eine Möglichkeit, die sich im Bereich der Logopädie ergibt, ist z. B. die Anlage eines Crosstapes bei Kiefergelenkschmerzen. Hierbei wird das Crosstape oberhalb des schmerzenden Kiefergelenks angebracht und zieht sich automatisch bei Bedarf an. Es kann ebenfalls auf dem hypertonen M. masseter aufgeklebt werden und bezweckt hier die Reduktion der Spannung.

Leidet der Patient unter mangelndem Sekretabfluss in der Stirn- und/oder Nasennebenhöhle, so können auch in diesem Bereich die Crosstapes verwendet werden. Ein Abfluss des Sekretstaus ist meist schon in weniger als einer halben Stunde zu bemerken.

Bei bestehender Trigeminusneuralgie stellen die Crosstapes eine sehr sanfte Möglichkeit dar, den Schmerz zu reduzieren. Hierzu werden sie auf der Höhe der Austrittslöcher des N. trigeminus angeboten. Auch bei Kopfschmerzen können die Tapes auf der vom Kopfschmerz betroffenen Region angebracht werden. Häufig kennen die Patienten bereits ihre individuellen Akupunkturpunkte zur Linderung der Schmerzen, sei es an den Schläfen oder zwischen den Augenbrauen. Gerade diese Punkte reagieren stark auf ein Crosstape.

Die Crosstapes im Gesicht können nach Anleitung des Patienten von diesem selbstständig angebracht und bei Bedarf erneuert werden. Eine genauere Anleitung zur Anbringung der Crosstapes finden Sie im Kapitel *Praktische Anlagen.*

Hinweise zum Tape

Damit die Anlage eines elastischen Tapes eine positive Wirkung erzielt, ist neben der Anlagetechnik sowohl das Know-how des Therapeuten als auch die richtige Materialauswahl für den Behandlungserfolg von enormer Bedeutung.

Das klassische elastische Tape enthält keine Wirkstoffe und die Materialeigenschaften sind trotz unterschiedlicher Farben bei gleichen Herstellern identisch. Die auf dem Markt angebotenen Tapes unterscheiden sich jedoch stark hinsichtlich Qualität und Preis (Bökelberger & Lehner, 2015). Grundlegend besteht das Tape aus einem Baumwollgewebe, Acrylatkleber und einer Trägerfolie (Kumbrink, 2018). Es lassen sich einige Kriterien aufstellen, anhand derer die Qualität des elastischen Tapes überprüft werden kann.

Bei dem Baumwollgewebe sollte vor allen Dingen auf äußere Merkmale, wie die Verarbeitung und die Dicke des elastischen Tapes geachtet werden. Ausgefranste Taperänder vermindern beispielsweise die Haftung, eine unregelmäßige Webstruktur erschwert das Zuschneiden und eine zusätzliche Unregelmäßigkeit in der Materialdicke kann die Wirkungsweise auf die Zielstruktur beeinträchtigen. Der Kleber sollte im Hinblick auf die Beschaffenheit, Haftung und Durchlässigkeit kontrolliert werden. Die Beschaffenheit und Verteilung des Klebers sind ausschlaggebend für die Luftdurchlässigkeit des elastischen Tapes. Bei einem Tape von hoher Qualität ist der Klebstoff wellenförmig und regelmäßig aufgetragen. Die klebstofffreien Stellen gewährleisten die Atmungsaktivität (Bökelberger & Lehner, 2015). Die volle Klebekraft entwickelt der Acrylatkleber innerhalb der ersten Stunden. Die Trägerfolie sollte hinsichtlich ihrer Lösbarkeit und ihrer Spannkraft bewertet werden. Das Tape ist üblicherweise mit 10 %iger Vorspannung auf der Trägerfolie angebracht. Daher sollte das Tape bezüglich seiner Dehnfähigkeit kontrolliert werden. Es empfiehlt sich folglich, vor der Nutzung des elastischen Tapes das Material gründlich auf seine Qualität zu überprüfen.

Da sich die Klebekraft des elastischen Tapes bei hohen Temperaturen im Hinblick auf Konsistenz und Haftung verändert, ist es ratsam, das Tape vor Sonneneinstrahlung zu schützen (Bökelberger & Lehner, 2015). Ansonsten ist das Tape relativ unempfindlich, solange es beispielsweise in der Originalverpackung oder einem anderen schützenden Behältnis bleibt. Es ist jedoch darauf hinzuweisen, dass sich bei länger andauernder Lagerung einer angebrochenen Taperolle das Baumwollgewebe zusammenziehen kann. Dies beeinträchtigt neben der Dehnfähigkeit ebenso das Haftungsvermögen (Bökelberger & Lehner, 2015). Das Standardmaß einer Taperolle ist 5 m x 5 cm. Der durchschnittliche Preis pro Rolle liegt bei 10 bis 12 Euro. Insgesamt ist das elastische Tape nur für die einmalige Verwendung konzipiert und wird nach der Entfernung entsorgt (Roth, 2018). Das Tape kann sowohl in Apotheken, Drogeriemärkten als auch im Internet erworben werden.

Beim Zuschneiden des Tapes wird die Verwendung einer Tapingschere empfohlen. Diese ist titanbeschichtet und dadurch besonders scharf. Sofern Sie keine Tapingschere zur Verfügung haben, empfiehlt sich eine große, scharfe Haushaltsschere, um das Ausfransen der Taperänder zu verhindern. Das Tape kann in unterschiedliche Formen geschnitten werden, worauf Sie bei der jeweiligen Anlage hingewiesen werden.

Hinweise zur Anlage

Vorbereitungen

Bevor das elastische Tape auf der Haut angebracht wird, sollten einige Dinge beachtet werden. Neben der Auswahl des Tapes gehören ebenso eine ausführliche Aufklärung des Patienten sowie die Abklärung von Kontraindikationen (s. S. 29 f) zur Vorbereitung. Die Haut sollte mit Wasser oder speziellen Tüchern gereinigt und anschließend getrocknet werden, sodass sie sauber und möglichst fettfrei ist. Zudem ist der Patient darüber aufzuklären, dass Körperbehaarung, wie beispielsweise ein starker Bartwuchs, die Klebedauer einschränkt und vor dem Tapen eine Rasur zu empfehlen ist (Roth, 2018). Bei geringem Haarwuchs ist die Anlage elastischer Tapes ohne Rasur möglich (Kumbrink, 2018), die Entfernung jedoch eventuell schmerzhaft.
Bei der Auswahl der Tapes sollten neben der Farblehre zusätzlich ästhetische Aspekte mit dem Patienten thematisiert werden. So könnte besonders bei dem Einsatz von elastischem Tape im orofazialen Bereich auf hautfarbenes Tape zurückgegriffen werden. Das Tape an sich wird vor der eigentlichen Anlage am Körper abgemessen und anschließend zugeschnitten.
Um die Bewegungsfreiheit des Patienten während der Tragedauer zu gewährleisten, ist es wichtig, das Tape in der kompletten Länge des Muskels abzumessen. Hierfür dehnt der Patient die entsprechende Stelle während des Abmessens und der Anlage.

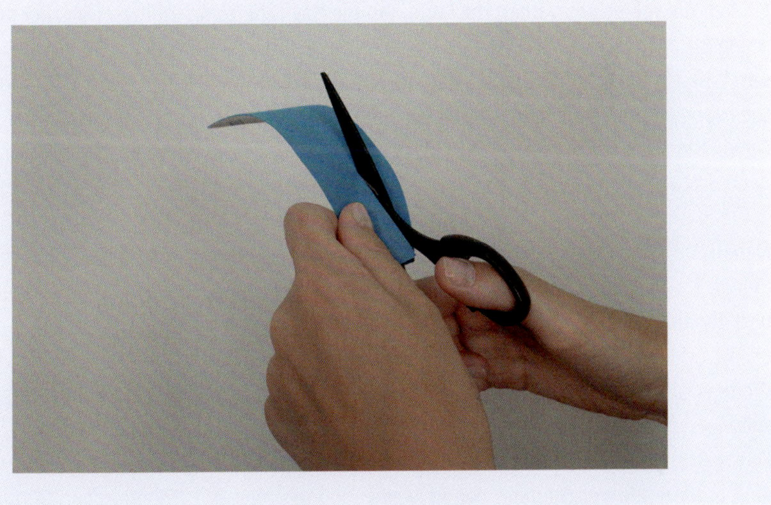

Abb. 10: Zuschneiden eines Y-Tapes mit einer titanbeschichteten Tapingschere

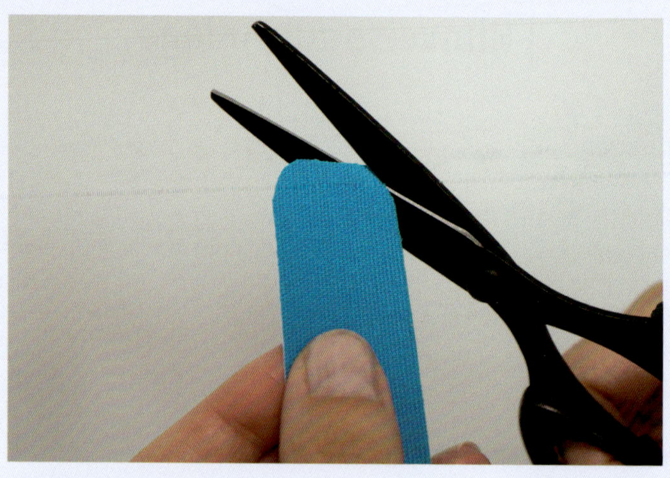

Abb. 11: Das Abrunden der Ecken für eine bessere Haftung

Das Abmessen und das Zuschneiden der elastischen Tapes sind wichtig, um ein passgenaues Anbringen der Tapes zu ermöglichen.

Die Ecken werden abgerundet, da dadurch ein dehnungsfreies Aufkleben der Tapeenden möglich ist. Dies verhindert das vorzeitige Ablösen und erlaubt eine längere Tragedauer (Roth, 2018). Je nach Anlagetechnik variiert die Form, auf die das Tape zugeschnitten wird. Bei den meisten Anlagen im logopädischen Bereich werden die klassischen I-Anlagen verwendet. Hier wird das Tape lediglich an den Ecken abgerundet und bildet ansonsten einen einfachen Streifen. Die I-Tapes unterscheiden sich teilweise jedoch in der Breite, sodass es Anlagen mit der vollen Tapebreite (also 5 cm) oder kleiner (2,5 oder 2 cm) gibt. Die Breite des Tapes kann sich auch nach den anatomischen Gegebenheiten des Patienten richten.

Neben dem I-Tape gibt es die Y-förmige Tapeanlage. Diese kommt beispielsweise bei der Muskelanlage am M. sternocleidomastoideus zum Einsatz. Hierbei wird die Basis im Ganzen belassen und der restliche Streifen halbiert.

Weitere Tapeformen sind das X-Tape und das Fächertape, die jedoch im logopädischen Bereich seltener zum Einsatz kommen und deshalb hier nicht weiter präsentiert werden.
Das elastische Tape enthält weder Wirkstoffe noch andere einschränkende Substanzen, sodass eine ergänzende Verwendung neben Medikamenten oder homöopathischen Mitteln möglich ist (Roth, 2018). Die Beachtung der Kontraindikationen sollte jedoch in jedem Fall gewährleistet werden.

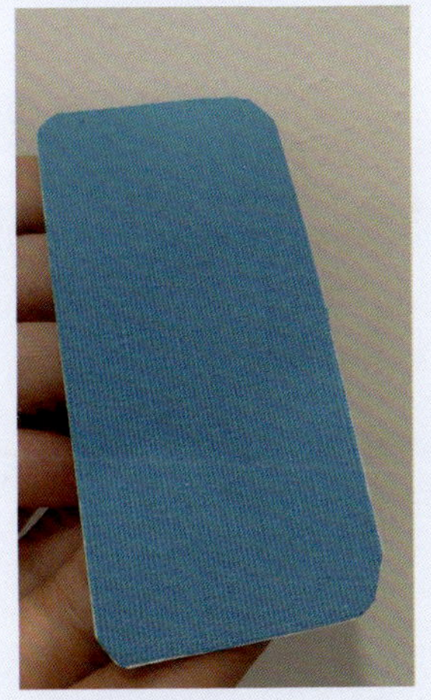

Abb. 12: I-Tape

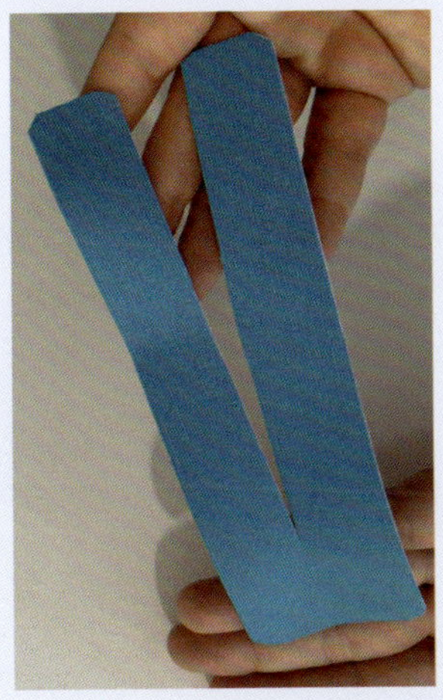

Abb. 13: Y-Tape

Sobald das elastische Tape zugeschnitten ist, sollte der Patient über seine Körperhaltung während der Phase des Anbringens informiert werden. Diese ist in den meisten Fällen die Vordehnung der Körperpartie oder des Muskels, der getapt werden soll.
Zu Beginn wird die Trägerfolie eingerissen und im weiteren Verlauf schrittweise entfernt, während das elastische Tape angebracht wird.

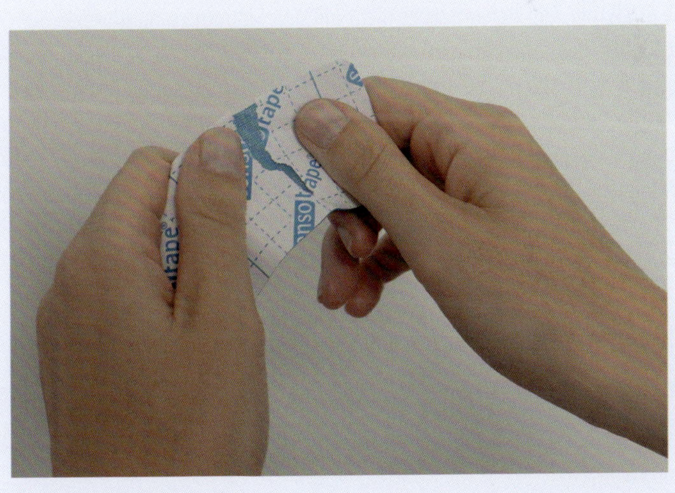

Abb. 14: Durchreißen der Trägerfolie

Die Trägerfolie wird durch das Auseinanderziehen eingerissen. Dies geschieht je nach Anlagetechnik kurz vor dem Tapeende oder in der Mitte des zugeschnittenen Tapestreifens.

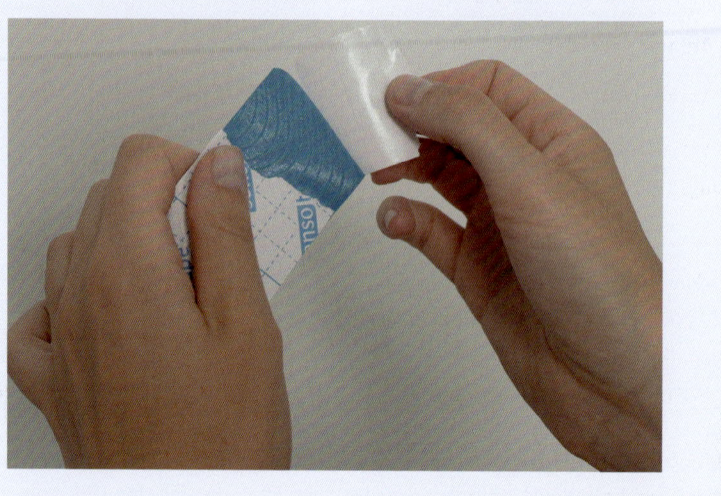

Abb. 15: Freilegen der Basis

Im Anschluss kann das kleinere Stück der Trägerfolie entfernt werden, um mit der Anlage des Tapes zu beginnen. Da das Tape zum einmaligen Gebrauch konzipiert ist, sollte darauf geachtet werden, die Seite mit dem Acrylatkleber nicht mit den Fingern zu berühren.
Es ist wichtig, dass das Tape komplett auf der Haut aufliegt. Wenn dies nicht der Fall ist, kann es zu Blasenbildung kommen, die unbedingt vermieden werden sollte (Roth, 2018). Sobald das Tape auf der Haut angebracht wurde, sollte es angerieben und dadurch angewärmt werden. Diese Vorgehensweise ermöglicht eine bessere Haftung des elastischen Tapes (Kumbrink, 2018). Roth (2018) gliedert die erfolgreiche Anlage eines elastischen Tapes in insgesamt acht Schritte, die die zuvor genannten Punkte zusammenfassen. Diese werden der Übersichtlichkeit halber im Folgenden in Stichpunkten dargestellt:

1. **Palpieren** (Eindruck des Hautzustandes bekommen)
2. **Testen** (Funktionalität testen: bspw. Muskeltonus)
3. **Markieren** (zur Orientierung und korrekten Positionierung kann die ausgewählte Stelle markiert werden)
4. **Festlegen** der Anwendungstechnik

5. **Auswählen der Tapeform- und farbe**
6. **Abmessen und Zuschneiden** (bei Muskelanlagen sollte dies in Vordehnung der betroffenen Körperstelle geschehen)
7. **Anlage** des elastischen Tapes
8. **Anmodellieren und Aktivieren** (leichtes Anreiben)

Bei einer korrekten Anlage sollte der Patient bereits nach wenigen Augenblicken eine positive Wirkung verspüren (Bökelberger & Lehner, 2015).

Nachbereitungen

Um einen Überblick über die Tragedauer des Tapes zu erlangen, vor allem, wenn der Patient oder ein Angehöriger das Tape zwischen den Therapiesitzungen selbstständig erneuert, kann es hilfreich sein, dass die Patienten Protokoll über ihre Tapeanlage führen. Dabei können sowohl die Tragedauer des Tapes als auch Bemerkungen im Hinblick auf Verbesserungen, Verschlechterung und die allgemeine Wahrnehmung protokolliert werden.
Der Patient sollte darüber aufgeklärt werden, dass das Tape nach dem Waschen oder Duschen nur trocken getupft und nicht trocken gerubbelt werden sollte. Dies würde dazu führen, dass sich das Tape vorzeitig ablöst (Kumbrink, 2018).
Aufgrund der Atmungsaktivität und Wasserdurchlässigkeit ist eine Tragedauer von bis zu sieben Tagen möglich. Dies ist jedoch von der Tapequalität und der individuellen Hautbeschaffenheit des Trägers abhängig (je fettiger die Haut, desto kürzer die Tragedauer). Bei der Entfernung des elastischen Tapes sollte darauf geachtet werden, dass es in Verlaufsrichtung des Haarwuchses abgezogen wird. Dies verhindert Hautirritationen und Rötungen. Es ist ratsam, das Tape mit Wasser oder Öl anzufeuchten, damit die Haut bei der Entfernung keiner unnötigen Reizung ausgesetzt wird. Bei Juckreiz, Hautirritationen oder einem unangenehmen Gefühl sollte das Tape sofort entfernt werden. Eine andere Tapemarke kann in diesem Fall besser für den Patienten geeignet sein. Hierfür lässt sich die Verträglichkeit des Tapes gut an der Innenseite des Unterarms testen, wo es aufgeklebt wird und die Hautreaktion beobachtet wird (Ilbeguyi, 2016; Roth, 2018).

Kontraindikationen

Das elastische Tape hat – soweit bekannt – keine Nebenwirkungen zur Folge. Dennoch sollte vor der Anlage eines elastischen Tapes eine ausführliche Anamnese stattfinden, da einige Kontraindikationen bekannt sind:

Bei großflächigen Hautverletzungen sowie offenen Wunden oder gereizter Haut sollte auf eine Tapeanlage verzichtet werden. Gleiches gilt bei Hautausschlag und Pickeln.
Da die Klebeseite der Tapes mit Acryl beschichtet ist, stellt eine Acrylunverträglichkeit eine Kontraindikation dar.
Bei einer Pflasterallergie empfiehlt es sich, vorab eine Testanlage des Tapes am Unterarm durchzuführen, um mögliche Hautreaktionen auszuschließen. Durch die hypoallergene Eigenschaft des Tapes ist dies nur in sehr wenigen Fällen zu erwarten.
Eine weitere Kontraindikation stellt die Hauterkrankung Neurodermitis dar. Wenn diese akut auftritt, sollten die betroffenen Stellen nicht getapt werden.
Bei Vorliegen einer Schuppenflechte ist ebenfalls abzuwägen, ob die Anlage des elastischen Tapes von Vorteil ist.
Wenn die Haut besonders dünn ist, ist ebenfalls von einer Tapeanlage abzuraten. Dünne Haut ist oftmals die Folge einer Cortison-Langzeittherapie oder einer Bestrahlung.
Weiterhin sollte bei Verletzungen – wie frischen Narben oder Frakturen – mit einer Tapeanlage vorerst abgewartet werden, bis die Haut bereit ist, einem taktilen Reiz ausgesetzt zu werden. Während der Anlage kann es zu Juckreiz oder Quaddelbildung kommen.
Ebenso gelten unklare Neuralgien und die Einnahme von Blutverdünnern als Kontraindikation.
Bei einer Schwangerschaft kommt es auf den Bereich der Tapeanlage an. Grundsätzlich sollte während der frühen Phase einer Schwangerschaft kein Tape v. a. im Bereich des unteren Rückens angebracht werden.
Bei Unsicherheiten bezüglich einer Tapeanlage sollte zur Sicherheit Rücksprache mit einem Arzt gehalten werden.
Nach Entfernung der elastischen Tapes kann es unter Umständen zu Rötungen kommen. Dies stellt jedoch keine Kontraindikation dar, sondern ist weitestgehend als natürliche Hautreizung zu interpretieren (Ilbeguyi 2016; Kumbrink, 2018; Roth, 2018).

Kontraindikationen auf einen Blick

- großflächige Hautverletzungen
- Hautallergien (Acrylunverträglichkeit, Pflasterallergie, Neurodermitis)
- Cortison-Langzeittherapie, Bestrahlung (dünne Haut)
- Schuppenflechte
- offene Wunden
- gereizte Haut
- frische Narben
- frische Frakturen
- unklare Neuralgien
- frühe Schwangerschaft

Der Hautvorschub

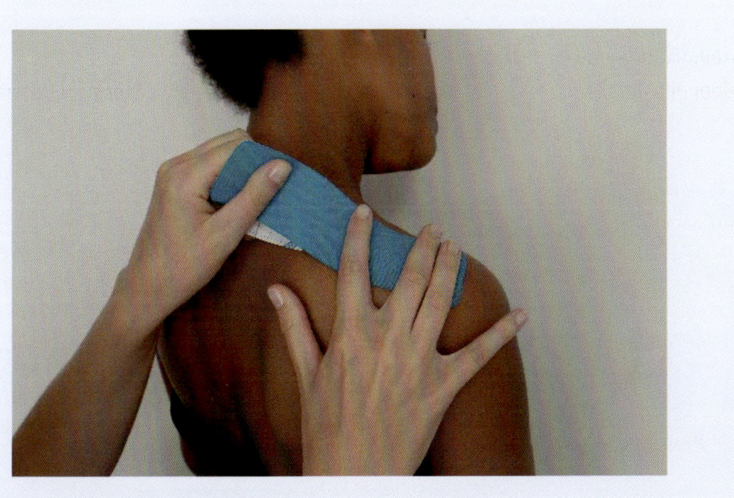

Abb. 16: Hautvorschub

Der Hautvorschub bezeichnet eine Technik, die unter anderem bei Muskelanlagen angewendet wird. Zunächst wird die Basis des Tapes spannungsfrei aufgeklebt. Anschließend fixieren Ring- und Mittelfinger die Basis und drücken die Haut entgegen dem Tapeverlauf weg. Bei tonisierenden Anlagen geschieht dies in Richtung des Pct. fixum, bei detonisierenden Anlagen in Richtung des Pct. mobile. Während der Hautvorschub bis zur „maximalen Hautdehnung und ohne Schmerzauslösung beim Patienten" (Kumbrink, 2018, S. 16) ausgeführt wird, spreizt sich der Zeigefinger ab und drückt das Tape auf dem zu tapenden Muskel fest. Wenn der Zeigefinger maximal abgespreizt ist, ist der Hautvorschub fertiggestellt und der Rest des Tapes wird spannungsfrei auf den Muskelverlauf geklebt. Bei kleineren Anlagetechniken wie z. B. der Anlage auf dem M. orbicularis oris, kann der Hautvorschub auch lediglich mit den Fingerspitzen ausgeführt werden. Es geht hierbei in jedem Fall immer um die Hautverschiebung.
Der Hautvorschub aktiviert die Rückstellkräfte des Muskels und unterstützt beziehungsweise vermindert die Muskelkontraktion.

M. trapezius (Pars decendens)

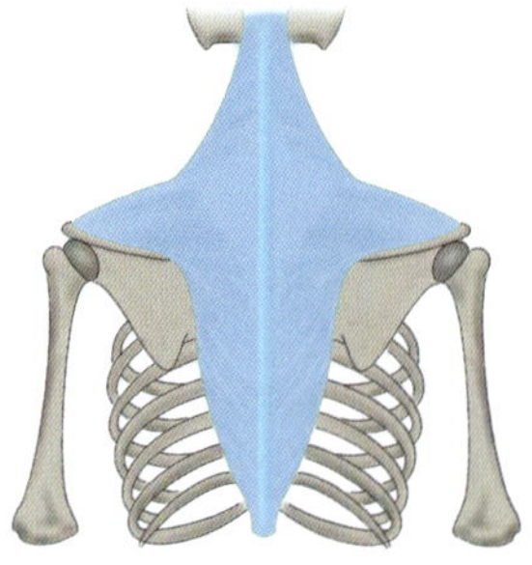

Ziel:

Entspannung und Absenkung des Schultergürtels

Tape:

- Detonisierende Muskelanlage Pct. mobile → Pct. fixum
- Pct. mobile Schulterdach (laterales Drittel der Clavicula)
- Pct. fixum Haaransatz (Halswirbel)
- Die Länge des Tapes wird in Vordehnung des Patienten (siehe Schritt 2) abgemessen. Die Breite des Tapes von 5 cm wird beibehalten, die Ecken abgerundet.

Schritt 1: Die Basis des Tapes wird auf dem Schulterdach (Acromion) ohne Zug angebracht. Der Kopf ist dabei in Neutralstellung.

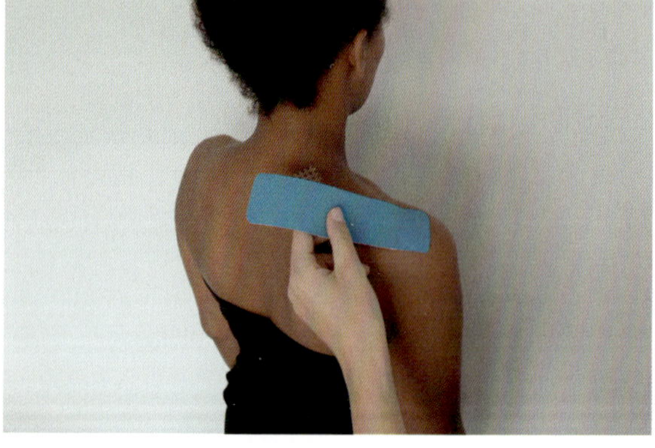

Schritt 2: Die Vordehnung des Muskels geschieht durch die Seitenneigung des Kopfes weg von der getapten Seite. Das Kinn wird zur getapten Seite gedreht. Dann wird der Hautvorschub durchgeführt.

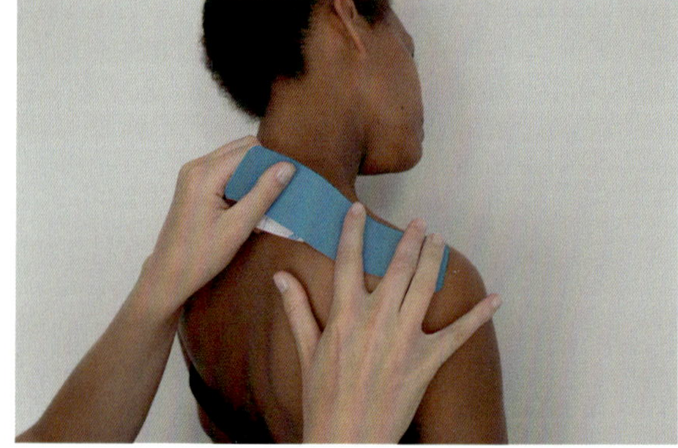

Schritt 3: Nach Beendigung des Hautvorschubes wird das Tape ohne Zug über den Verlauf des M. trapezius in Richtung des Haaransatzes geklebt. Durch die leichte Kurve im Halsbereich kann es zu einer Faltenbildung des Tapes kommen, die individuell unterschiedlich stark ausgeprägt ist.

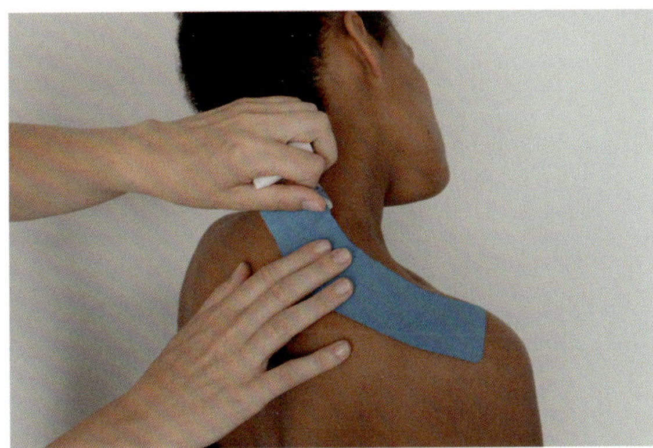

Schritt 4: Die Anlage wird beidseits angebracht. Es ist darauf zu achten, dass die Wirbelsäule frei bleibt und nicht überklebt wird. Der Bewegungsradius des Patienten darf nicht eingeschränkt sein.

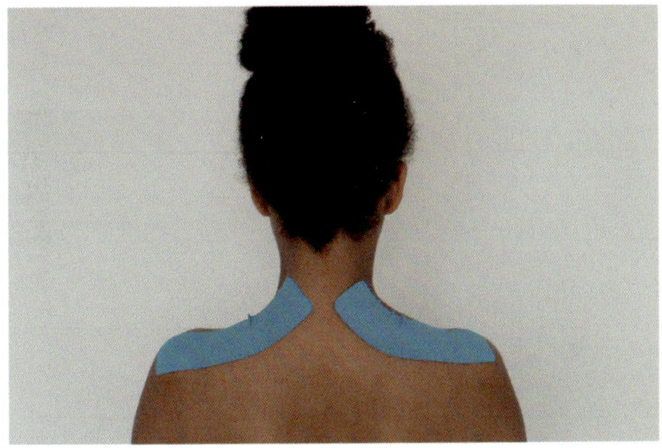

Unmittelbar nachdem das Tape klebt, breitet sich meist eine wohlige Wärme unterhalb des Tapes aus. Sie entsteht durch die angeregte Blutzirkulation.

Hinweis: Sollte der Patient berichten, dass ihm von der Anlage etwas schwindelig ist (selten), kann dies an der Wegnahme von Kompensationsspannungen liegen. In diesem Fall hilft es, das Tape weiter von der Wirbelsäule wegzuziehen und dementsprechend zu kürzen.

M. orbicularis oris

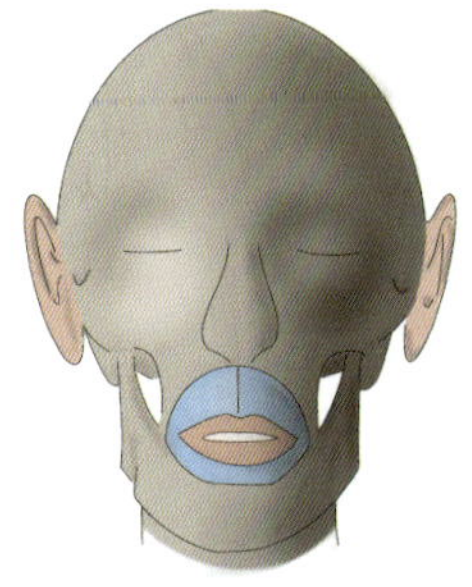

Ziel:

Verbesserung des Mundschlusses

Tape:

- Tonisierende Muskelanlage Pct. fixum → Pct. mobile
- Pct. fixum: Alveolarkämme (Ober- und Unterkiefer)
- Pct. mobile: Mundwinkel

Schritt 1: Die Länge des Tapes wird abgemessen von Mundwinkel zu Mundwinkel in Längsrichtung. Die Breite des Tapes entspricht dem Abstand zwischen Oberlippe und Nasenscheidewand. Ein zweites identisches Tape wird geschnitten und die Ecken abgerundet.

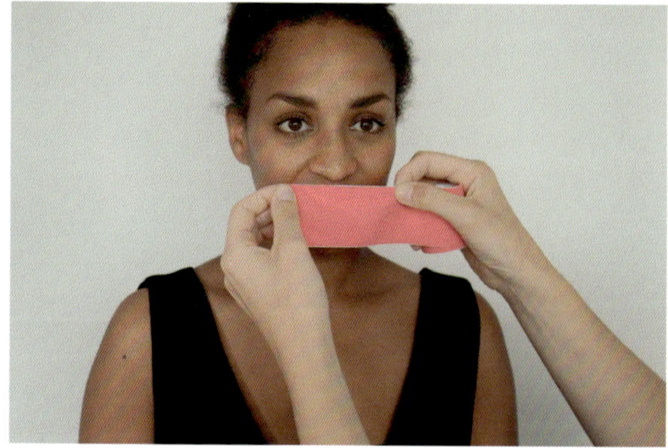

Schritt 2: Die Trägerfolie wird in der Mitte des Tapes durchgerissen. Die Basis des Tapes ist mittig und wird genau auf dem Philtrum aufgesetzt.

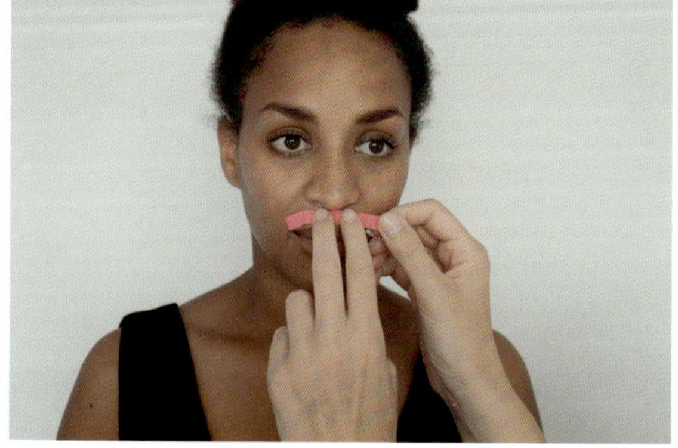

Hinweis: Es entsteht der Eindruck einer passiven Unterstützung des Mundschlusses. Das Gefühl vorgeschobener Lippen ist normal. Es sollte darauf geachtet werden, dass das Tape das Lippenrot nicht überdeckt. Außerdem sollten sich die Tapes im Mundwinkel nicht überlappen, damit der Mund problemlos geöffnet werden kann.
Das Tape sollte nur bei einer gesicherten Nasenatmung angewendet werden. Leckekzeme, wunde Stellen von vielem Nasenputzen, Herpes und Pickel im Mundbereich stellen eine Kontraindikation für dieses Tape dar.
Das Tape sollte so häufig wie möglich getragen werden. Es bewirkt nach drei Wochen, bei einer Tragedauer von mindestens drei Stunden täglich, eine enorme Verbesserung des Mundschlusses (Tenhagen et al., 2014).

Schritt 3: Der Hautvorschub wird vom Mittelfinger ausgeführt. Das heißt, wenn das Anbringen des Tapes nach links (durch den Zeigefinger wie auf dem Bild) durchgeführt wird, führt der Mittelfinger nach rechts den Hautvorschub aus. Nun wird das Tape einmal nach links und einmal nach rechts zum Mundwinkel ausgestrichen. Das Tape wird ohne Zug aufgeklebt.

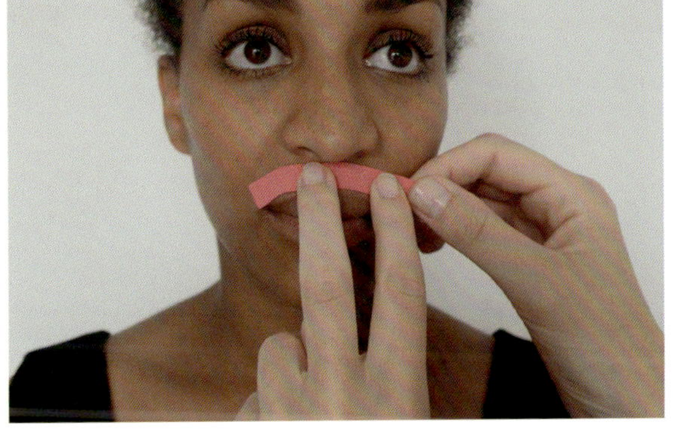

Schritt 4: Das Vorgehen wird oberhalb und unterhalb des Lippenrots nach rechts und links wiederholt. Die Tapeenden sollten sich an den Mundwinkeln nicht überlappen.

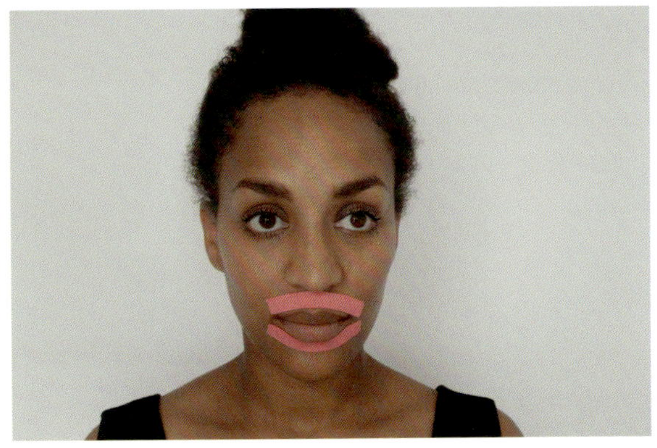

Fazialisparese

Ziel: Anhebung des Mundwinkels bei Fazialisparese
Tape: Indikationsanlage

Schritt 1: Die Basis wird am Mundwinkel angebracht.

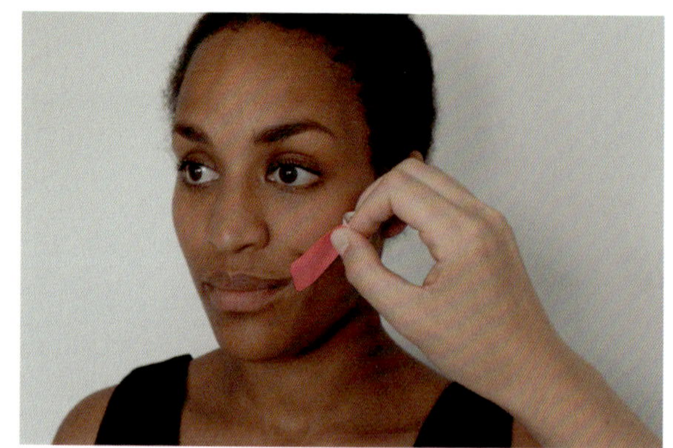

Schritt 2: Das Tape wird in Richtung des äußeren Jochbeins gezogen. Der Mundwinkel wird dabei angehoben. Bei Betroffenen wird hierdurch ein nahezu symmetrisches Gesicht erzeugt.

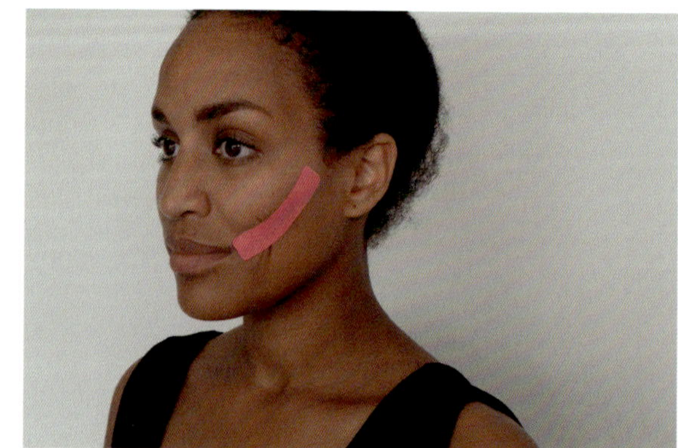

Hinweis: Generell werden die Tapinganlagen im Gesichtsbereich hauptsächlich in Praxisräumen, Kliniken und im häuslichen Umfeld getragen, da sie sehr auffällig sind. Es zeigt sich aber erfahrungsgemäß bei Patienten mit Fazialisparese eine hohe Compliance, die Anlage auch in der Öffentlichkeit zu tragen. Gründe dafür sind beispielsweise die Herstellung der Gesichtssymmetrie, die Vermeidung von Drooling und eine verbesserte Artikulation. Es empfiehlt sich die Verwendung von hautfarbenen Tapes.
Diese Anlage wird mit einer pulsierenden (oszillierenden) Bewegung aus dem Handgelenk durchgeführt, deren fotografische Darstellung nicht möglich ist, Ihnen aber im Rahmen einer Fortbildung gezeigt würde.

Schritt 3: Das Ende des Tapes wird ohne Zug angebracht. Es darf eine kleine Hautfalte entstehen, allerdings sollte es bei älterer Haut nicht dazu kommen, dass zwei Hautfalten direkt übereinander liegen.

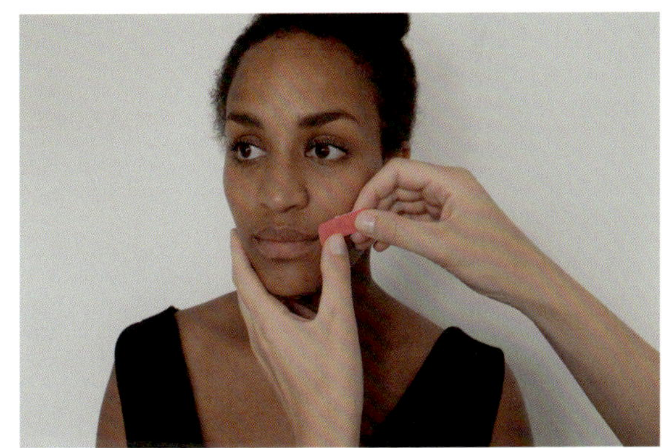

Hier sehen Sie das Tape an einer Patientin mit einer peripheren rechtsseitigen Fazialisparese.

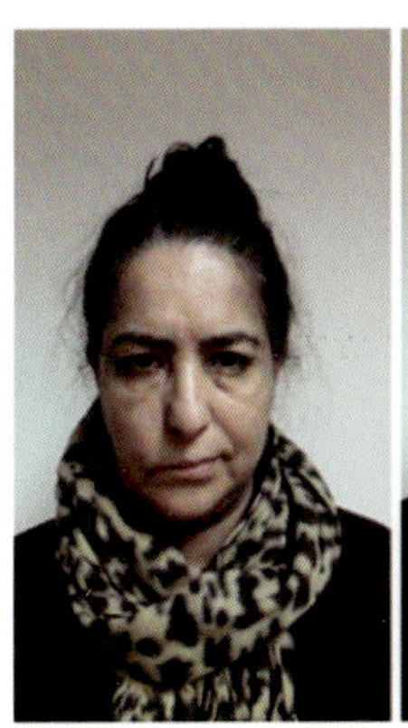

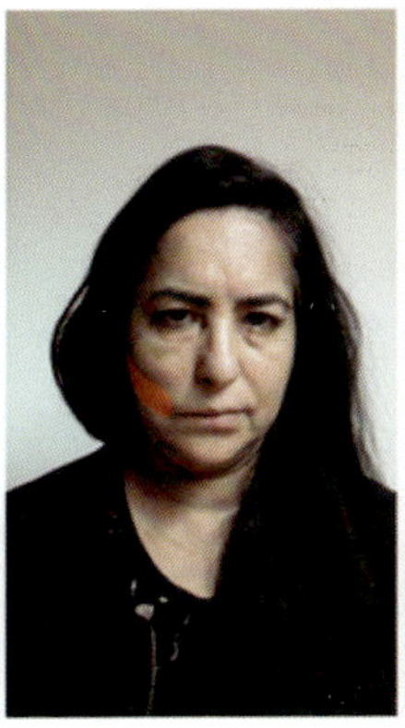

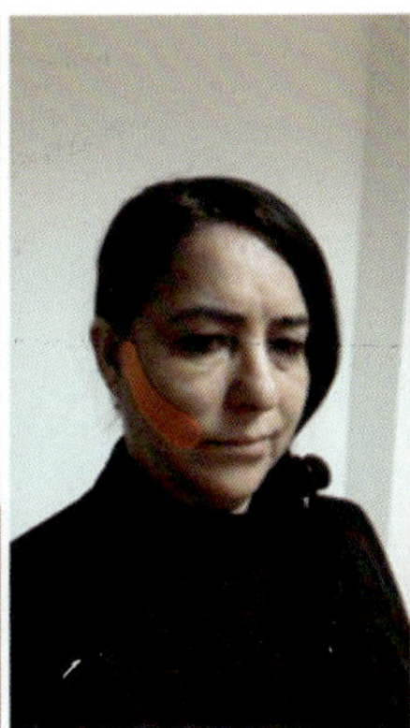

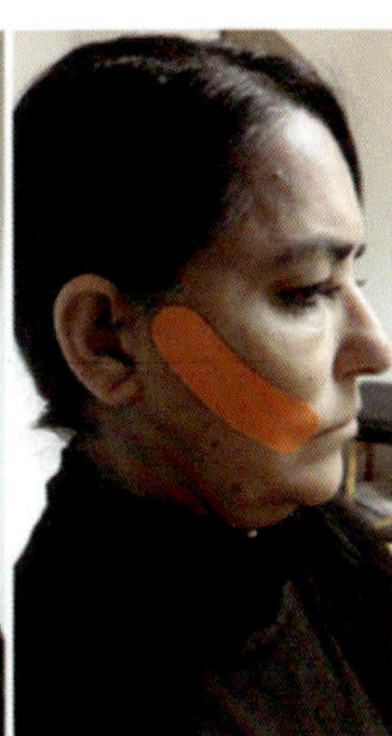

Dysphagie: M. geniohyoideus

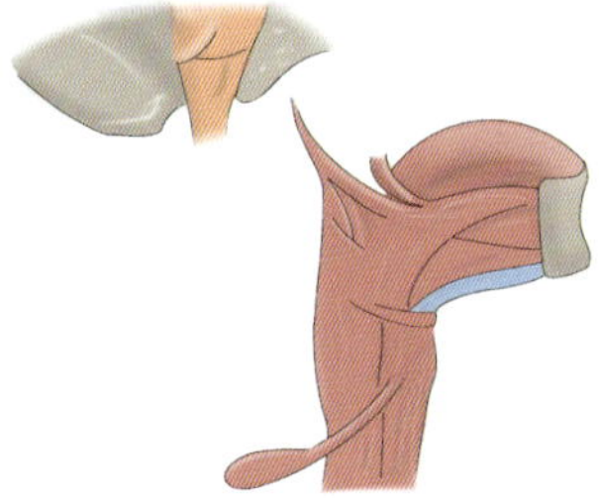

Ziel:

Verbesserung der Schluckfunktion/Erhöhung der Schluckfrequenz

Tape:

- Tonisierende Muskelanlage Pct. fixum → Pct. mobile
- Pct. fixum: Innenseite des Unterkiefers (Kinn)
- Pct. mobile: Hyoid (Zungenbein)
- Kann als Kombinationsanlage mit dem nachfolgenden M. sternohyoideus getapt werden.

Schritt 1: Als Vorbereitung wird die Länge des Tapes in Überstreckung des Kopfes vom Kinn bis zum Zungenbein abgemessen. Die Breite entspricht ca. 2 cm. Die Basis des Tapes wird in Neutralstellung des Kopfes ungedehnt an den unteren Rand des Kinns geklebt.

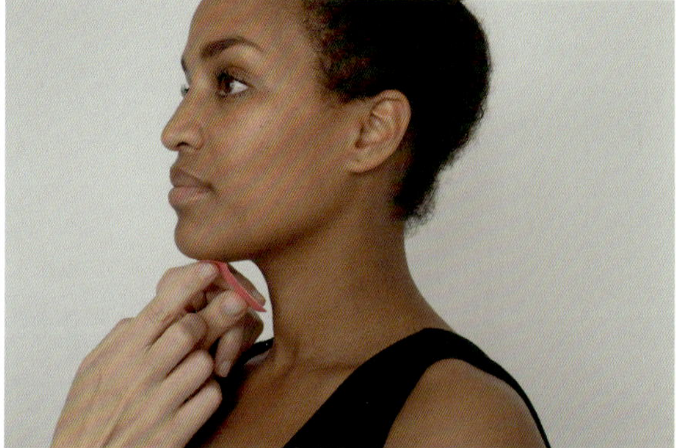

Schritt 2: Der Kopf wird so weit wie möglich in den Nacken gelegt.

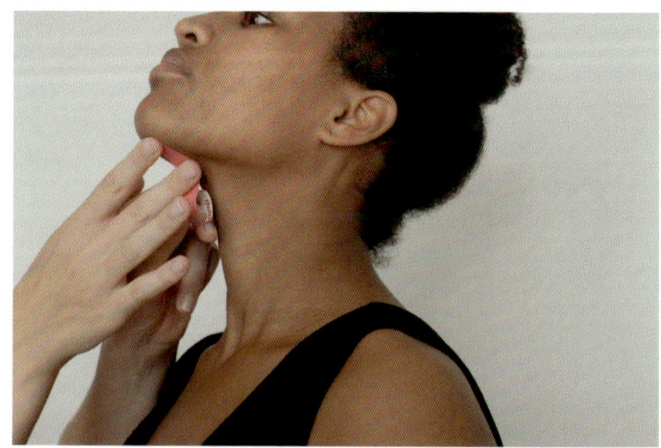

Hinweis: Der Patient sollte während der Anlage nicht schlucken. Das Tape sollte beim Zungenbein enden und nicht weiter über den Kehlkopf geklebt werden, da dies als unangenehm empfunden werden kann.

Schritt 3: Der Rest des Tapes wird ohne Zug bis zum Zungenbein angelegt.

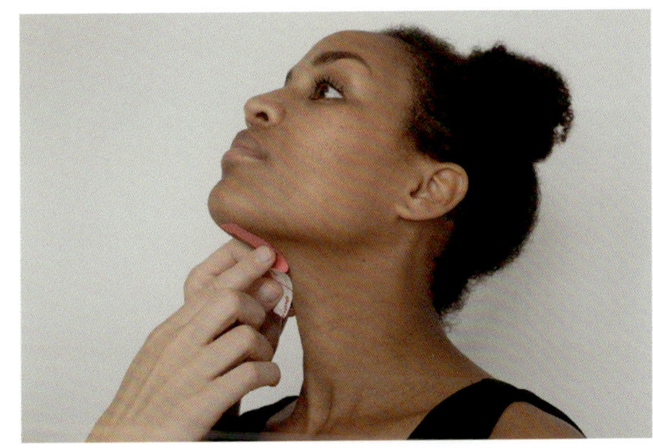

Fertige Anlage

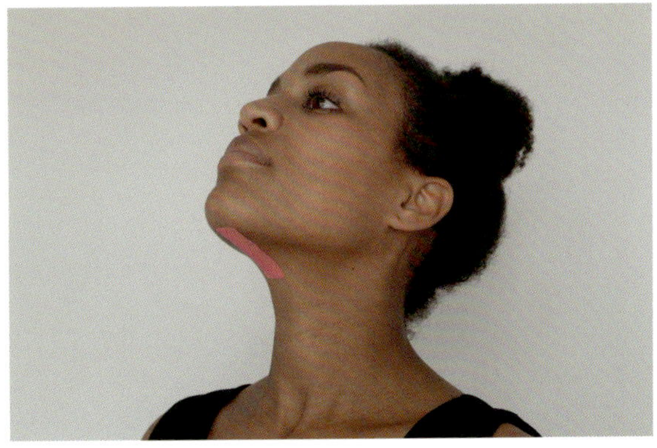

M. sternohyoideus

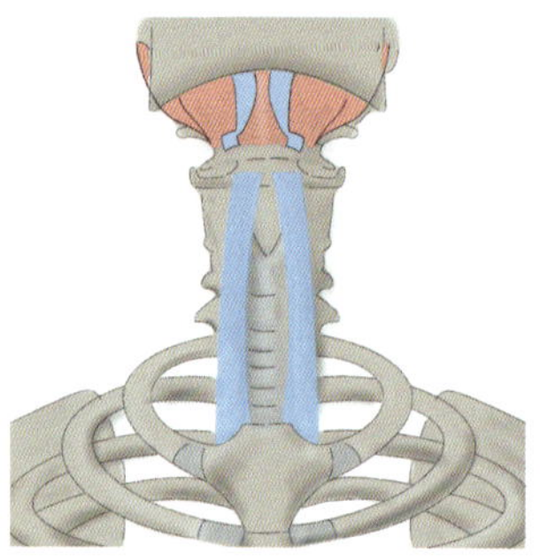

Ziel:

Erleichterung der Kehlkopfelevation

Tape:

- Detonisierende Muskelanlage Pct. mobile → Pct. fixum
- Pct. mobile: Hyoid (Zungenbein)
- Pct. fixum: Manubrium sterni (Brustbein)
- Wird als Kombinationsanlage mit dem vorangegangenen M. geniohyoideus getapt.

Schritt 1: Die Länge des Tapes wird abgemessen in Überstreckung des Kopfes vom Kinn bis zum Zungenbein. Die Breite entspricht ca. 2 cm. Die Basis des Tapes wird ungedehnt an der Außenseite des Zungenbeins angebracht.

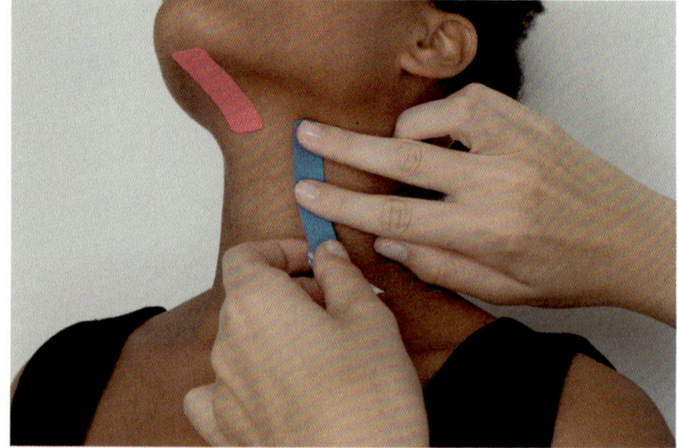

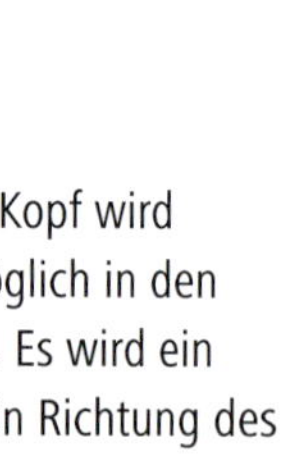

Schritt 2: Der Kopf wird so weit wie möglich in den Nacken gelegt. Es wird ein Hautvorschub in Richtung des Kiefers ausgeführt.

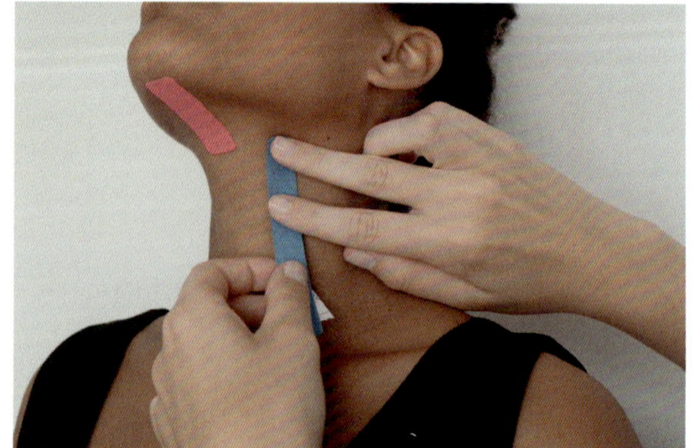

Schritt 3: Der Rest des Tapes wird ohne Zug bis zur Innenseite des Schlüsselbeins angelegt. Das Tape verläuft über dem tastbaren muskulären Strang seitlich der Trachea. Diese sollte nicht beklebt werden.

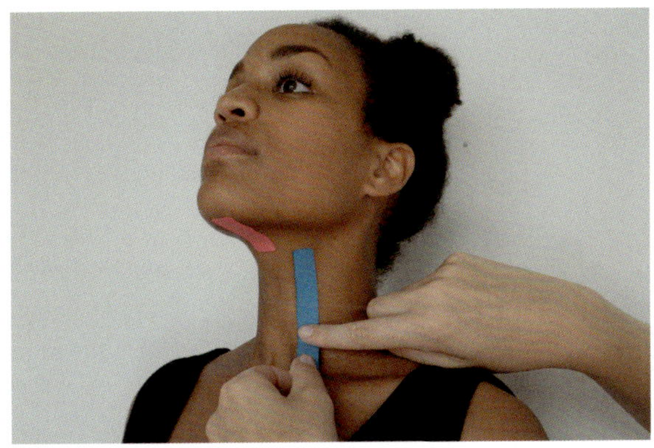

Schritt 4: Die Anlage wird auf der anderen Seite wiederholt.

Fertige Anlage

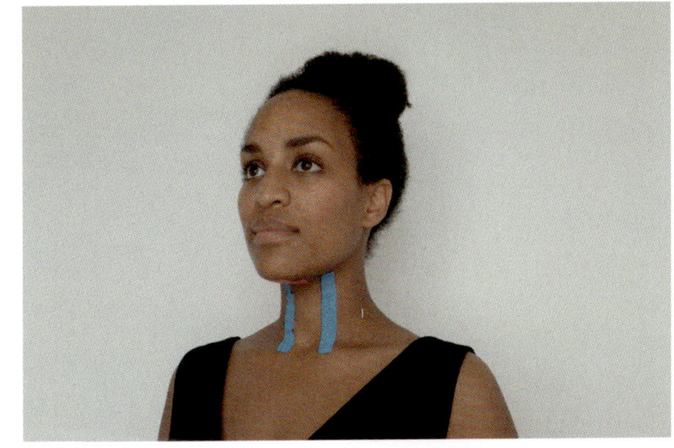

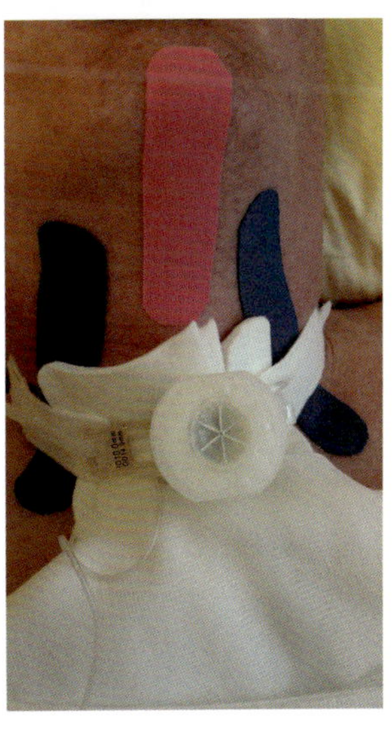

Hinweis: Diese Tapeanlage kann ebenso bei liegender Trachealkanüle angebracht werden. Die Anlage wird durch das Trachealkanülenband zwar leicht erschwert, ist aber dennoch möglich und bringt hinsichtlich der Schluckfrequenz signifikant positive Ergebnisse mit sich (Scheiff & Tenhagen, 2019).

Dysphonie (Stimme): M. sternohyoideus

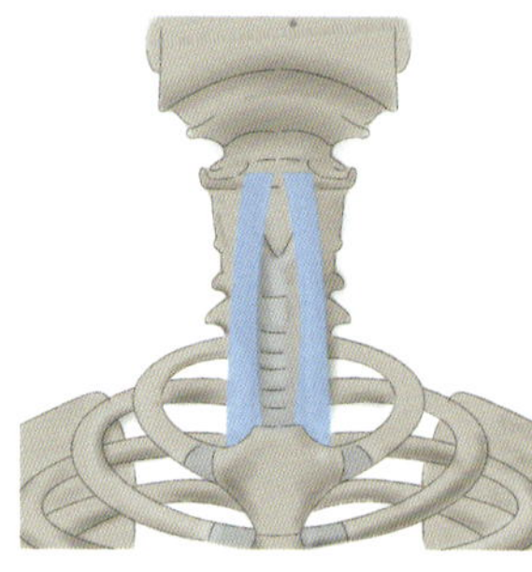

Ziel:

Absenkung des Kehlkopfes

Tape:

- Tonisierende Muskelanlage Pct. fixum → Pct. mobile
- Pct. fixum: Manubrium sterni (Brustbein)
- Pct. mobile: Hyoid (Zungenbein)

Schritt 1: Die Länge des Tapes wird abgemessen in Überstreckung des Kopfes vom Kinn bis zum Zungenbein. Die Breite entspricht ca. 2 cm. Die Basis des Tapes wird ungedehnt an der Innenseite der Clavicula angebracht.

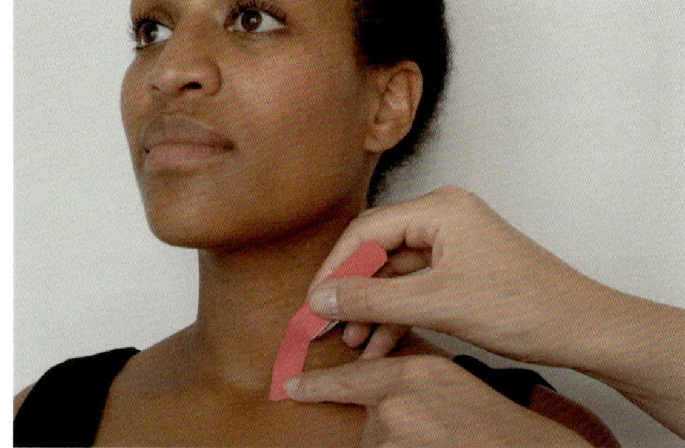

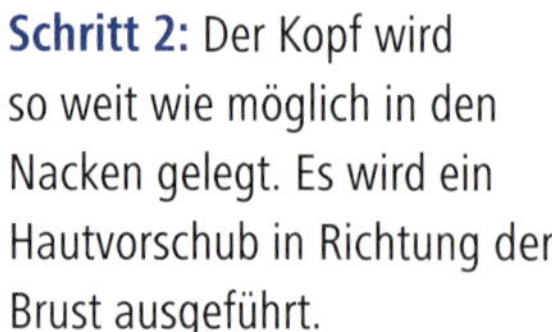

Schritt 2: Der Kopf wird so weit wie möglich in den Nacken gelegt. Es wird ein Hautvorschub in Richtung der Brust ausgeführt.

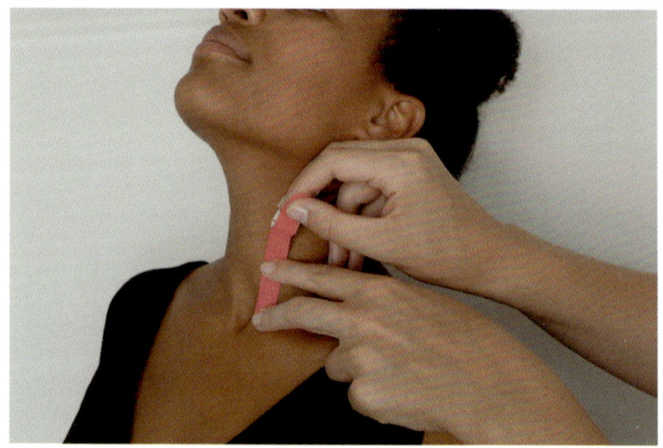

Hinweis: Es sollte darauf geachtet werden, dass Luftröhre und Kehlkopf nicht beklebt werden, da dies als unangenehm empfunden werden kann und die Kehlkopfbeweglichkeit beeinträchtigen kann.

Schritt 3: Der Rest des Tapes wird ohne Zug bis auf die Höhe der Außenseite des Zungenbeins angelegt. Das Tape verläuft über dem tastbaren muskulären Strang seitlich der Trachea. Diese sollte nicht beklebt werden.

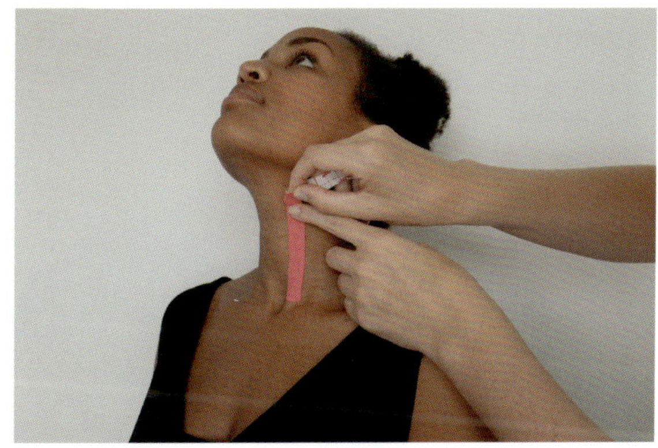

Schritt 4: Die Anlage wird auf der anderen Seite wiederholt.

Fertige Anlage

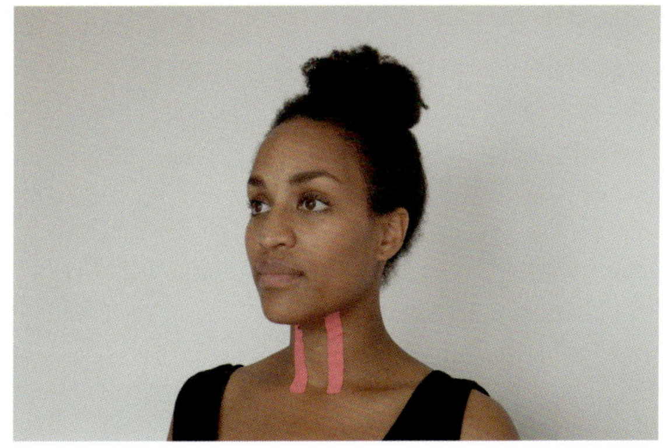

M. sternocleidomastoideus

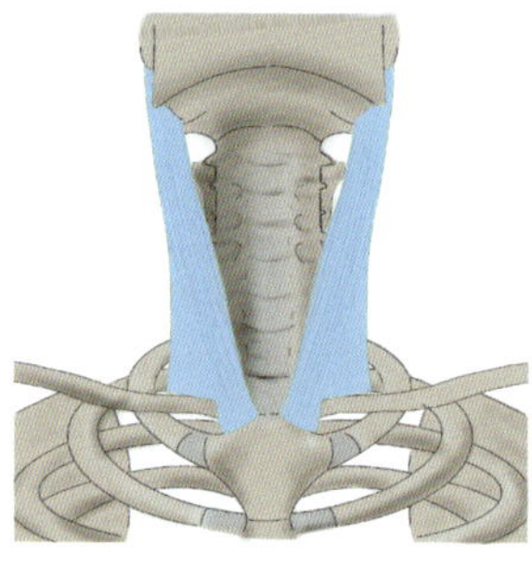

Ziel:

Entspannung der Halsmuskulatur, Regulation der Kopfhaltung

Tape:

- Detonisierende Muskelanlage Pct. mobile → Pct. fixum
- Pct. mobile: 3. – 6. Halswirbel (Höhe des Mastoids)
- Pct. fixum: 1. – 2. Rippe

Schritt 1: Das Tape wird abgemessen vom Mastoid bis zum inneren Schlüsselbein und zum Y-Tape geschnitten. Dann wird die Basis auf dem Mastoid angebracht.

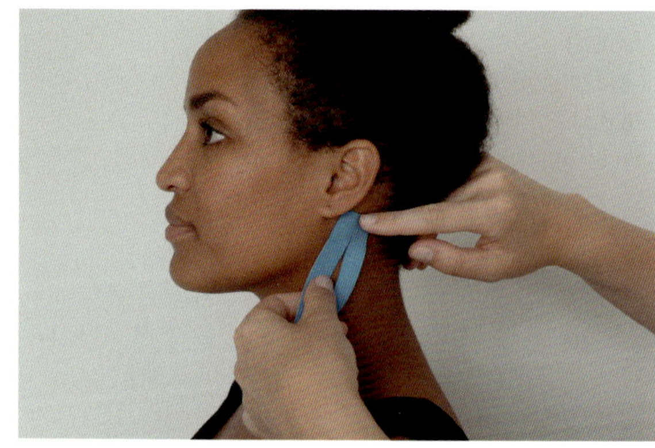

Schritt 2: Während der Anlage ist der Kopf in Lateralflexion und in Rotation zur getapten Seite. Der Hautvorschub wird ausgeführt und der vordere Zügel zunächst zum innersten Punkt des Schlüsselbeins geklebt ohne die Trachea zu kreuzen.

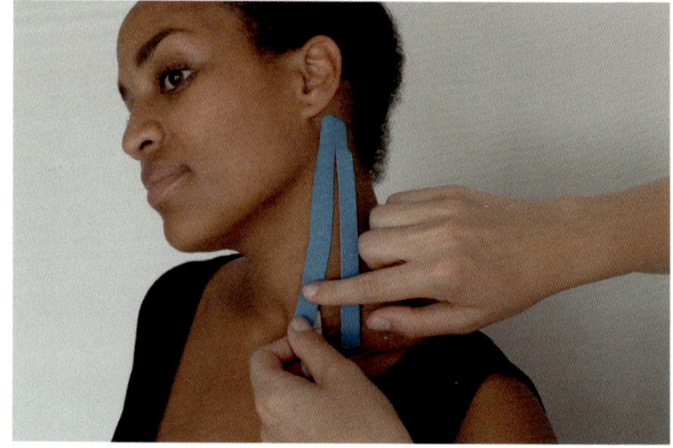

Hinweis: Generell ist die Breite eines Muskels sehr individuell. Sollten Sie einen sehr schmalen M. sternocleidomastoideus tapen, kann statt eines Y-Tapes auch ein I-Tape ausreichend sein.

Schritt 3: Der Hautvorschub wird erneut auf der Basis ausgeführt und der hintere Zügel wird über den muskulären Verlauf des M. sternocleidomastoideus in Richtung des Schlüsselbeins getapt.

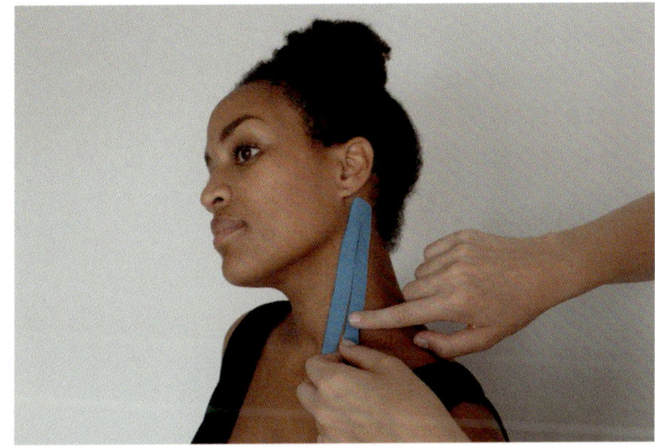

Fertige Anlage

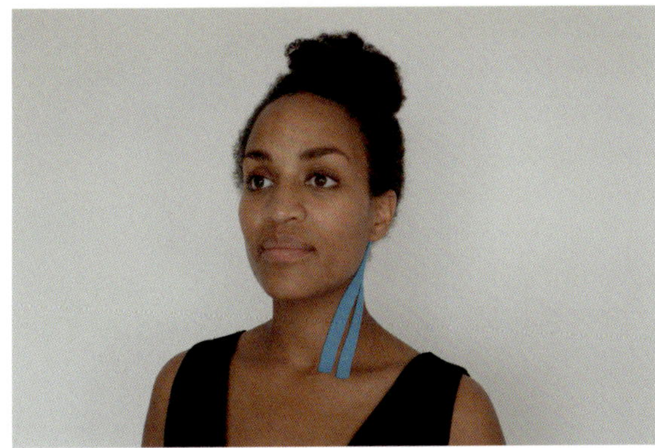

Praktische Anlage der Crosstapes

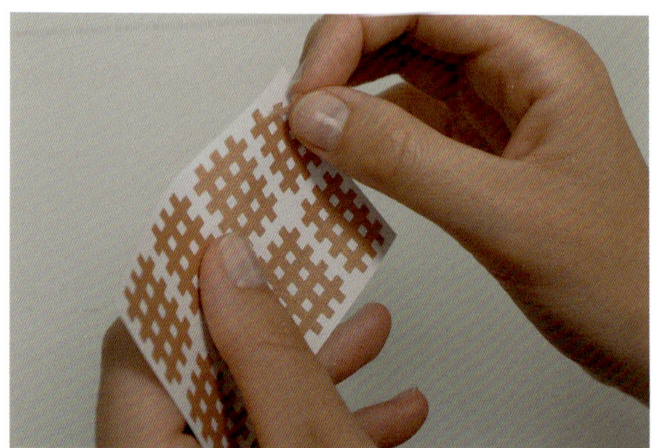

Schritt 1: Lösen Sie die Crosstapes an einer Ecke mit der Spitze des Zeigefingers von der Trägerfolie.

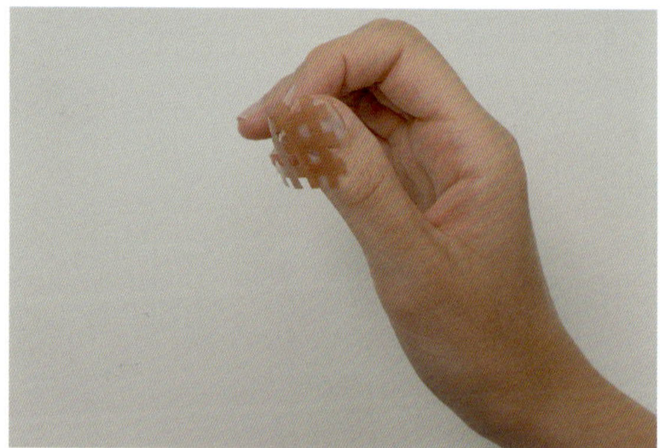

Schritt 2: Das aufgeladene Tape wird sich automatisch beim Abziehen um Ihren Daumen schwingen. Hierdurch können Sie überprüfen, ob das Tape geladen ist.

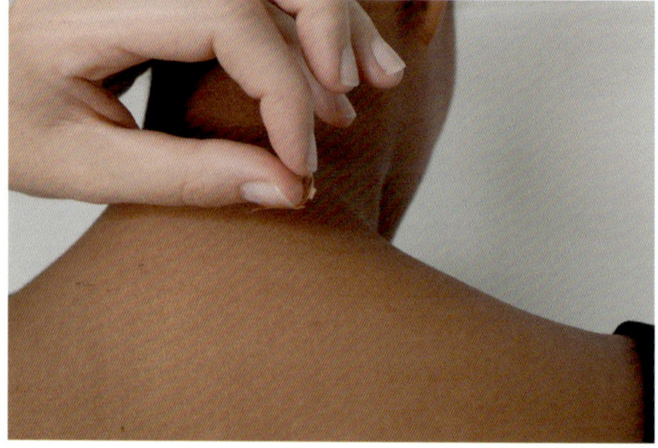

Schritt 3: Nun können Sie mit dem aufgeladenen Crosstape über einen Schmerz-, Akupunktur- oder Triggerpunkt fahren. Halten Sie hierzu die Trägerfolie ca. einen Zentimeter oberhalb der Haut nach unten.

Schritt 4: Das Tape zieht sich automatisch an den Punkt an.

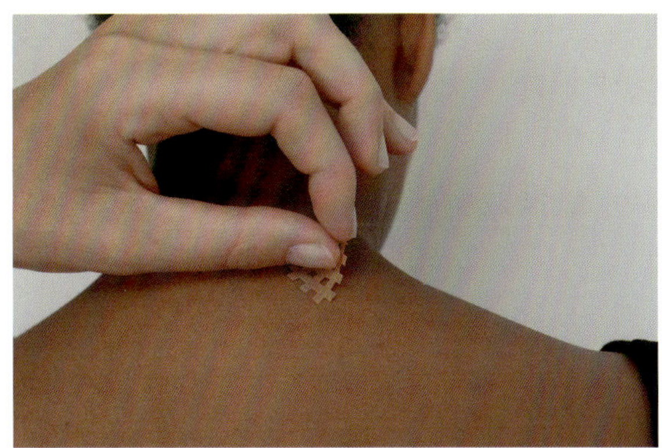

Beispiel 1: Das Crosstape kann bei Schmerzen auf dem Kiefergelenk angebracht werden.

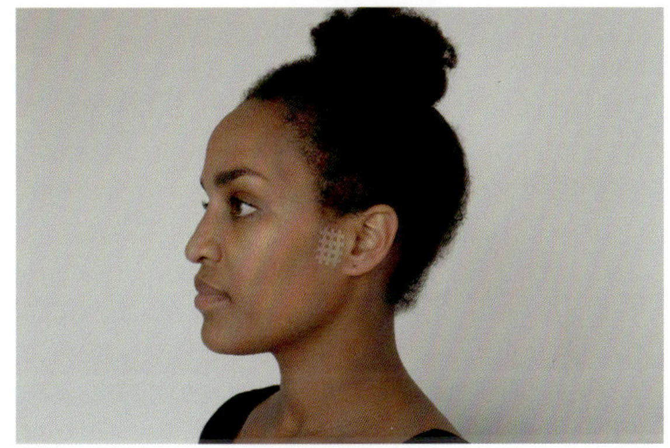

Beispiel 2: Das Crosstape kann auf Schmerzpunkte im Schulter- und Nackenbereich angebracht werden.

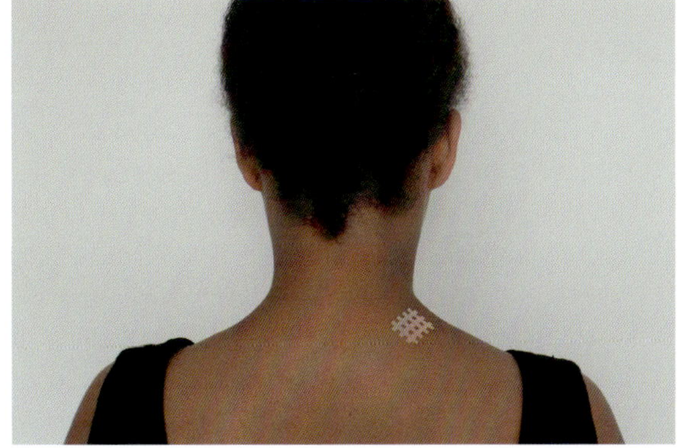

| Studienlage

Im Folgenden geben wir Ihnen einen Überblick über die Studienlage, der keinen Anspruch auf Vollständigkeit erhebt.

Mundschluss

Titel: Addition of Kinesio Taping of the orbicularis oris muscles to speech therapy rapidly improves drooling in children with neurological disorders

Autoren: Mikami et al., 2017

Ziel: Untersuchung der Auswirkungen von Kinesio Taping auf den M. orbicularis oris als Ergänzung zur Standardtherapie gegen Drooling

Probanden: 15 Kinder einer brasilianischen Schule mit neurologischen Auffälligkeiten und starkem Drooling im Alter zwischen 4 und 18 Jahren

Anlagetechnik: Tonisierende Muskelanlage des M. orbicularis oris

Methodik: Über einen Zeitraum von 30 Tagen erhielten die Kinder zweimal wöchentlich 30 Minuten aktive oder passive logopädische Therapie und zusätzlich eine tonisierende Muskelanlage am M. orbicularis oris, die ebenso im häuslichen Umfeld getragen werden sollte. Nach der jeweiligen therapeutischen Intervention wurde das Tape angelegt. Das Drooling wurde an den Messzeitpunkten nach sechs verschiedenen Kriterien beurteilt: Auswirkungen des Droolings auf die Lebensqualität des Kindes und der Betreuungsperson, Schweregrad, Häufigkeit und Volumen des Droolings (geschätzt anhand der Anzahl der verwendeten Lätzchen), Speichelfluss und Interlabialabstand. Zusätzlich wurde die Oralmotorik bewertet.

Ergebnis: Bereits nach 15 Tagen verbesserten sich alle oralmotorischen Fähigkeiten und fast alle Parameter des Droolings. Die Auswirkungen des Droolings auf die Lebensqualität und die Häufigkeit des Droolings verbesserten sich nach 15 Tagen signifikant. Allerdings stiegen die Werte nach 30 Tagen wieder leicht an. Insgesamt konnte gezeigt werden, dass die Muskelanlage des M. orbicularis oris einen signifikanten und unmittelbaren, wenn auch vorübergehenden Einfluss auf die interlabiale Lücke hat. Es wird von einer effektiven Wirkung des Tapes ausgegangen, wenn es mit konventionellen Therapien kombiniert wird.

Diskussion: Die Anlage des Tapes und die therapeutischen Handlungen werden ausführlich beschrieben. Die Stichprobengröße ist mit 15 Probanden eher gering und es fehlen eine Längsschnittbeobachtung sowie der Vergleich zu einer Kontrollgruppe, die nur Standardtherapie erhält. Der Interlabialabstand wurde nur unmittelbar nach der Therapiesituation gemessen, was keine allgemeinen Aussagen zulässt. Trotzdem konnte eine unmittelbare Verbesserung der gemessenen Parameter beobachtet werden.

Titel: Logo meets Physio: Kurzzeiteffekte von Kinesio-Taping bei Kindern mit myofunktionellen Störungen – ein interdisziplinärer Ansatz

Autoren: Fuhr & Müssing, 2019

Ziel: Untersuchung, ob der Einsatz von kinesiologischem Tape einen Einfluss auf die Elevation, also das Anheben der Mandibula (Unterkiefer), und den Mundschluss hat und somit die taktil-kinästhetische Wahrnehmung im orofazialen System verbessert

Probanden: 6 Kinder mit myofunktioneller Störung im Alter zwischen 6;4 und 7;3, die zuvor noch keine logopädische Behandlung erhalten haben

Anlagetechnik: Ligamentanlage am Mundboden

Methodik: Die Studie fand als explorative Vergleichsstudie mit Messwiederholung statt. Die Probanden wurden randomisiert einer Interventions- bzw. Kontrollgruppe zugeteilt. Zu Beginn der explorativen Studie wurden die Gesichtsproportionen mit Microsoft Visio® vermessen, sodass Kennlinien (Kinnlinie, Nasenlinie, Orbitallinie) und der Interlabial-Abstand festgehalten werden konnten. Die Anwendung des elastischen Tapes fand ergänzend zur logopädischen Therapie statt. Diese wurde in Anlehnung an Kittel durchgeführt. Die Therapien fanden einmal wöchentlich statt. Den Kindern der Interventionsgruppe wurde nach einer Elternschulung über einen Zeitraum von zwei Wochen täglich für drei Stunden die Ligamentanlage angebracht. Zusätzlich wurden Langzeiteffekte überprüft, indem weitere zwei Wochen nach der Therapie keine weitere Tapeanlage erfolgte und die Messparameter erneut erhoben wurden.

Ergebnis: Die Auswertung geschah rein deskriptiv über eine Bildauswertung der Gesichtsproportionen. Die Ergebnisse zeigen einen Soforteffekt, der von den Autoren als positiver Kurzzeiteffekt gewertet wird. Dieser verringert sich jedoch im Verlauf wieder. Ein Langzeiteffekt ist nicht nachweisbar. Insgesamt zeigten sich dennoch ein verbesserter Mundschluss und eine annähernde Gesichtsmorphologie. Eine Ergänzung der logopädischen Therapie durch kinesiologisches Tape wird von den Autoren als sinnvoll erachtet.

Diskussion: Es ist anzumerken, dass die Stichprobe mit drei Probanden pro Gruppe sehr klein war und die Tragedauer des Tapes kurz. Die Ergebnisse wurden nur deskriptiv erhoben, sodass davon auszugehen ist, dass eine Folgestudie mit einer höheren Probandenzahl und einer statistischen Auswertung die Studie aufwerten könnte. Die Autoren weisen bereits darauf hin, dass weitere Studien bezüglich Langzeiteffekten durchgeführt werden sollten, was aufgrund der starken Diagnostikmethodik wünschenswert ist.

Temperomandibuläre Dysfunktion

Titel: Kinesio Taping for temporomandibular disorders: Single-blind, randomized, controlled trial of effectiveness

Autoren: Benliday et al., 2016

Ziel: Untersuchung des Einflusses von elastischem Tape bei temperomandibulären Dysfunktionen (TMD)

Probanden: 28 Probanden mit TMD

Anlagetechnik: Y-Ligamentanlage parallel zum Kiefergelenk

Methodik: Die Probanden wurden randomisiert in eine Interventionsgruppe von 14 Patienten und in eine ebenso große Kontrollgruppe unterteilt. Beide Gruppen nahmen an einem Übungsprogramm teil, das Dehn- und isometrische Kraftübungen über einen Zeitraum von sechs Wochen vorsah. 14 Probanden erhielten zusätzlich zu Beratung und Kiefergelenkübungen eine Y-Ligamentanlage, die zweimal je drei Tage getragen wurde. Die Studie wurde als Prä-Post-Design durchgeführt. Zu Beginn wurde die Weite der Kieferöffnung und der möglichen Lateralbewegung gemessen (mm) sowie eine Schmerzmessung anhand der visuellen Analogskala in Ruhe sowie bei Palpation der Kaumuskeln durchgeführt. Die Effizienz der Kaumuskulatur wurde bewertet (welche Konsistenzen können gegessen werden) und innerhalb eines Fragebogens wurden persönliche Einschränkungen durch die TMD erfragt.

Ergebnis: Die Ergebnismessung nach sechs Wochen zeigte, dass die Tapegruppe eine größere Kieferweite gegenüber der Kontrollgruppe erreichen konnte und sowohl signifikant geringere Schmerzen im Ruhezustand als auch bei der Palpation des Kiefergelenks und der Kaumuskulatur hatte. Darüber hinaus wurde die Trainingseffektivität von den getapten Probanden als signifikant höher eingeschätzt als bei der Kontrollgruppe. Eine Kombination der Beratungs- und Übungseinheiten mit der Tapeanlage scheint daher sinnvoll.

Diskussion: Die Tragedauer der Tapeanlage könnte verlängert werden. Ansonsten erscheint die Durchführung der Studie sehr verlässlich.

Titel: Assessment of the Short-Term Effectiveness of Kinesiotaping and Trigger Points Release Used in Functional Disorders of the Masticatory Muscles

Autoren: Liets-Kijak et al., 2018

Ziel: Vergleich einer Tapeanlage und einer Triggerpoint-Behandlung zur nicht-pharmakologischen Schmerzausschaltung bei Patienten mit Temperomandibulären Dysfunktionen

Probanden: 60 erwachsene Patienten im Alter zwischen 18 und 35 Jahren

Anlagetechnik: Y-Tape mit Basis vor dem Kiefergelenk. Schenkel des Tapes ragen über die obere bukkofaziale Fläche und zum Kinn hinaus

Methodik: Die Probanden wurden randomisiert auf zwei Gruppen verteilt. Die eine Gruppe erhielt physiotherapeutische Triggerpunkttherapie. Diese wurde an drei Tagen der Interventionswoche durchgeführt (1., 3. und 5. Tag). Durchschnittlich wurden vier Triggerpunkte des M. masseters auf jeder Seite aufgelöst. Die andere Gruppe erhielt die Tapeanlage und sollte diese für fünf Tage tragen. Beide Gruppen wurden aufgefordert, von jeglicher Eigenbehandlung abzusehen.

Ergebnis: Die Schmerzen der Probanden beider Gruppen verringerten sich, die der getapten Probanden jedoch mehr. In Bezug auf das Geschlecht und das Alter konnten keine signifikanten Unterschiede zwischen den Gruppen festgestellt werden.

Diskussion: Die Berechnung der Veränderung wird genau dargestellt, sodass die Ergebnisse nachvollziehbar sind. Es wäre wünschenswert gewesen, Einblicke in die Erfahrungen der Patienten zu erlangen, wie diese das Tragen des Tapes über fünf Tage hinweg erlebt haben.

Titel: Influence of Kinesio tape application on masticatory muscles activity evaluated using surface electromyography – a pilot study

Autoren: Ginszt et al., 2016

Ziel: Messung des Einflusses einer detonisierenden Muskelanlage des M. trapezius auf die Kaumuskulatur, da der M. trapezius mit Kieferfunktionsstörungen in Korrelation steht

Probanden: 30 gesunde Probanden im durchschnittlichen Alter von 25 Jahren

Anlagetechnik: Detonisierende Muskelanlage des M. trapezius

Methodik: Innerhalb der Studie wurden mittels Oberflächen-Elektromyographie die Aktivität des M. temporalis und des M. masseters in Ruhe und beim Zubeißen verglichen, bevor und nachdem eine detonisierende Muskelanlage am M. trapezius angelegt wurde.

Ergebnis: Beim Zubeißen mit der Tapeanlage konnte eine signifikant geringere Anspannung der Kaumuskulatur als ohne Tape festgestellt werden. Auch in der Ruheposition veränderten sich die Werte. Die Differenz ist jedoch nicht signifikant und zeigt daher lediglich eine Tendenz.

Diskussion: Die Methodik, die Auswertung und die Ergebnisse werden ausführlich dargestellt. Bei einer Folgestudie sollte die Stichprobe jedoch unbedingt vergrößert werden. Es wäre interessant, ob ein größerer Unterschied bei Patienten mit temperomandibulären Dysfunktionen besteht. Insgesamt zeigt die Studie gut den Zusammenhang zwischen der oberen Schulter- und der Kaumuskulatur.

Dysphagie

Titel: Application of Kinesio Taping method for newborn swallowing difficulty: A case report and literature review

Autoren: Lin et al., 2016

Ziel: Einfluss einer Kombinationsanlage mehrerer Tapes auf das Schlucken eines Frühgeborenen

Probanden: Da es sich um eine Einzelfallstudie handelt, wird dieser Proband sehr ausführlich dargestellt. Die Studie bezieht sich auf einen Frühgeborenen mit geburtsbedingtem Hirnödem (Geburt mit 28 Wochen). Er wurde umgehend nach der Geburt über eine Sonde ernährt. Eine Untersuchung der Schluckfunktionen zeigte neben einem verspäteten Schluckreflex unter anderem schweres Drooling, eine eingeschränkte Kieferbewegung, einen unvollständigen Lippenschluss und Schwierigkeiten beim Suchen der Brust. Bei der abschließenden Beurteilung lag er unterhalb der „Neonatal Oral-Motor Assessment Scale". Diese bestätigt Dysfunktionen und fehlerhafte Abläufe und schätzt fehlerhafte Schluck- und Saugmuster ein.

Anlagetechnik: Tonisierende Muskelanlage des M. orbicularis oris zur Verbesserung des Lippenschlusses, tonisierende Muskelanlage des M. mylohyoideus zur Hebung des Zungenbeines, tonisierendes Muskeltape des M. masseter zur Faszilitation der Kaubewegungen und zur Kieferstabilisation

Methodik: Die Einzelfallstudie beleuchtete den Einsatz des elastischen Tapes bei dem Frühgeborenen im Alter von 40 Wochen. Das Tape wurde über den gesamten Interventionszeitraum alle zwei Tage gewechselt. Als Messinstrumente wurden die modifizierte Neonatal Oral-Motor Assessment Scale sowie das Zählen von Bewegungen und die Beobachtung genutzt.

Ergebnis: Bereits nach den ersten zehn Minuten der Tapeanlage hatten sich der Lippenschluss und die Saugfunktion verbessert. Insgesamt konnten der Suchreflex und der Mundschluss des Frühgeborenen innerhalb einer Woche so verbessert werden. Die Saugfunktion hatte sich nach einer Woche um das elffache verbessert, sodass die Sonde entfernt werden konnte.

Diskussion: Der Fallbericht ist retrospektiv deskriptiv und eher exploratorisch angelegt, es bedarf weiterer Forschung. Aus dem Einzelfallbericht wird nicht deutlich, wie genau die Autoren die Resultate berechnet haben und wie lang der Interventionszeitraum insgesamt andauerte. Die Beschreibungen wirken subjektiv und sind teilweise ungenau.

Titel: Immediate effects of Kinesio Taping on the movement of the hyoid bone and epiglottis during swallowing by stroke patients with dysphagia

Autoren: Heo & Kim, 2015

Ziel: Einfluss von Kinesio Tape auf die Bewegung des Zungenbeins und des Kehldeckels

Probanden: 22 Probanden mit einer diagnostizierten Dysphagie nach Schlaganfall. Von diesen Probanden hatten acht einen hämorrhagischen Insult und 14 einen ischämischen Schlaganfall. Sie befanden sich zum Zeitpunkt der Studiendurchführung alle in der postakuten Phase.

Anlagetechnik: Muskelanlagen des M. trapezius, des M. sternocleidomastoideus und der äußeren Kehlkopfmuskulatur (M. digastricus, M. mylohyoideus, M. geniohyoideus).

Methodik: Es fand eine randomisiert kontrollierte Gruppenaufteilung in eine Interventions- sowie eine Kontrollgruppe statt. Die Interventionsgruppe erhielt die Tapeanlage unmittelbar vor der Untersuchung. Mittels einer Bewegungsanalyse (Kinematic analysis) konnte die Zungenbeinbewegung und Kehldeckelrotation gemessen werden. Die funktionale Dysphagie-Skala (FDS) wurde eingesetzt, um den Schweregrad bestimmen zu können. Die Datenanalyse erfolgte über SPSS mit dem Wilcoxon-Vorzeichen-Rang-Test. Eine Verlaufsmessung fand regelmäßig statt.

Ergebnis: Der Einsatz des elastischen Tapes zeigte einen positiven Effekt mit einem signifikanten Unterschied bezüglich der vertikalen Bewegung des Zungenbeines und der Kehldeckelrotation gegenüber der gleichgroßen Kontrollgruppe. Es konnten ebenso Veränderungen der horizontalen Bewegung und des Wertes in der funktionalen Dysphagie-Skala beobachtet werden. Diese Veränderungen sind jedoch nicht signifikant und lediglich als positive Tendenz einzustufen.

Diskussion: Eine Übertragbarkeit der Ergebnisse auf weitere Dysphagiepatienten nach Schlaganfall ist zwar annehmbar, jedoch aufgrund der verhältnismäßig kleinen Stichprobe und sehr kurzen Tragezeit noch zu überprüfen. In der tabellarischen Darstellung finden sich Unstimmigkeiten hinsichtlich der Gruppengröße und -verteilung. Zudem weisen die Autoren auf eine Schwachstelle hin, denn die Messung der Ergebnisse kann eine Abweichung bis zu 0,8 mm nicht ausschließen.

Titel: Das Kinesio Tape in der Behandlung von oropharyngealen Dysphagien – Dysphagie-Therapie nach akutem Schlaganfall

Autoren: Müller, 2016

Ziel: Einfluss einer tonisierenden Anlage am Mundboden zur Verbesserung der Schluckfähigkeit

Probanden: 22 Probanden, die während des Untersuchungszeitraums auf einer Stroke Unit durchgehend medizinisch überwacht wurden

Anlagetechnik: Tonisierende Muskelanlage des M. genioyoideus, M. mylohyoideus, M. digastricus und M. stylohyoideus

Methodik: Nach einer Videofluoroskopie wurde das elastische Tape für 24 Stunden angelegt und therapeutisches Esstraining sowie funktionale Dysphagie-Therapie durchgeführt. Es handelt sich um eine Pilotstudie.

Ergebnis: Bezüglich der Speichelschluckfrequenz ließen die Ergebnisse keinen Rückschluss auf einen signifikanten Unterschied mit und ohne Tape zu. Der Gesamtscore des Gugging Swallowing Screen verbesserte sich bei 19 von 22 Probanden um mindestens einen Punkt und auch die Hyoid- und Larynxelevation zeigten positive Differenzen auf. Müller schlussfolgert, dass sich zwar deutliche Verbesserungstendenzen im Hinblick auf den Schluckablauf zeigen, diese aber bei den Patienten mit oropharyngealer Dysphagie nach akutem Schlaganfall nicht signifikant sind.

Diskussion: Die Studie kann leider nicht als repräsentativ bewertet werden, da das Tape nur 24 Stunden getragen wurde.

Titel: Taping in der Dysphagie – Einfluss des elastischen Tapes bei Dysphagiepatienten mit apallischem Syndrom – Auswirkungen auf die Schluck- und Absaugfrequenz sowie die Vigilanz

Autoren: Scheiff & Tenhagen, 2019

Ziel: Einfluss des Kinesio Tapes auf die Schluck- und Absaugfrequenz und die Vigilanz bei Wachkomapatienten mit geblockter Trachealkanüle

Probanden: 8 erwachsene Probanden mit apallischem Syndrom und einer Dysphagie bei geblockter Trachealkanüle. Alle Studienteilnehmer erhielten ihre Nahrung über eine perkutane endoskopische Gastrostomie/Jejunostomie, Ausschluss beatmeter Patienten.

Anlagetechnik: Tonisierende Muskelanlage des M. geniohyoideus und detonisierende Muskelanlage des M. sternohyoideus

Methodik: Die Probanden wurden in eine Interventions- sowie Kontrollgruppe unterteilt. Beide Gruppen erhielten in einem Zeitraum von vier Wochen zweimal wöchentlich logopädische Therapie. Die Therapieeinheiten erfolgten soweit möglich in aufrechter Position und wurden nach den Prinzipien der Facio-oralen-Trakt-Therapie gestaltet. Zusätzlich wurde basale Stimulation in die Therapieeinheiten integriert. Die Interventionsgruppe erhielt ergänzend zur Therapie über einen Zeitraum von drei Wochen zusätzlich die elastische Tapeanlage. Langzeiteffekte wurden nach der Intervention durch eine einwöchige Unterbrechung der Tapeanlage überprüft.

Ergebnis: Die Ergebnisse zeigen, dass der ergänzende Einsatz des elastischen Tapes die Schluckfrequenz von Prä- zu Posttestung, sowie im Vergleich zur Kontrollgruppe signifikant steigert. Bezüglich der Absaugfrequenz und der Vigilanz lassen sich lediglich positive Tendenzen ablesen. Die Follow-up-Testung nach einer Woche ohne Muskelanlage zeigte ebenso nur Tendenzen und keine signifikanten Verbesserungen.

Diskussion: Die Ergebnisse sind aufgrund der geringen Stichprobengröße zwar vorsichtig zu interpretieren, zeigen aber dennoch Wirkungsnachweise auf und lassen einen positiven

Rückschluss auf den Einsatz des elastischen Tapes in der logopädischen Therapie bei Dysphagiepatienten zu.

Titel: A Novel Method Using Kinesiology Taping for the Activation of Suprahyoid Muscles in Healthy Adults: A Preliminary Research

Autoren: Park et al., 2020

Ziel: Einfluss des Kinesio Tapes oberhalb der Kehlkopfregion auf die Aktivierung der suprahyoidalen Muskulatur durch Widerstandstraining

Probanden: 23 gesunde Erwachsene

Anlagetechnik: Drei Tapeanlagen wurden kombiniert. Ein Ligamenttape wurde vom Hyolaryngealkomplex zum Sternum angebracht. Ein weiteres Tape wurde horizontal als Y-Tape zur Verbesserung der Beweglichkeit beim Schlucken angebracht. Es wurde am Zungenbein angelegt und bis zum Sternum gezogen. Zusätzlich wurde ein gestretchtes vertikales Tape über dem hyolaryngealen Komplex angebracht.

Methodik: Alle Teilnehmer führten fünfmal im Abstand von fünf Sekunden einen Speichelschluck durch. Dabei wurden drei unterschiedliche Bedingungen getestet: ohne Tape, mit einem Tape mit 50 %iger Dehnung und mit einem Tape mit 80 %iger Dehnung. Zwischen den verschiedenen Testungen fand eine fünfminütige Pause statt. Die Aktivierung der suprahyoidalen Muskulatur wurde mittels Oberflächenelektromyographie gemessen. Zusätzlich wurde zur Bewertung die subjektiv empfundene Anstrengung anhand einer numerischen Bewertungsskala von 0–10 verwendet.

Ergebnis: Der Muskelwiderstand beider Anlagen mit Kinesio Tape war bei der Oberflächenelektromyographie signifikant höher, hierbei zeigte sich, dass der Effekt der 80%-Anlage nochmals signifikant besser war als bei der 50%-Anlage.

Diskussion: Diese Studie zeigte, dass eine Tapeanlage, die auf den Bereich unter dem Hyolaryngealkomplex angebracht wird, den suprahyoidalen Muskelwiderstand erhöht. Inwiefern die Art der Anlage therapeutisch im Rahmen der Dysphagietherapie eingesetzt werden sollte, bleibt fraglich, da sie eher inhibierend als fördernd für den Schluckablauf ist. Gerade für Personen mit eingeschränkter Kehlkopfelevation würde diese Anlage eine weitere Hürde im Schluckablauf darstellen.

Fazialisparese

Titel: Efficacy of Tape Feedback Therapy on Synkinesis Following Severe Peripheral Facial Nerve Palsy

Autoren: Kasahara et al., 2017

Ziel: Untersuchung der Tape-Feedback-Rehabilitation und der Verbesserung von okulo-oralen Synkinesien

Probanden: 12 Patienten mit peripherer Fazialisparese, die bei der Lidschlussbewegung unter oralen Mitbewegungen (Synkinesien) litten

Anlagetechnik: Das Tape wurde als Indikationsanlage oberhalb der Oberlippe angebracht

Methodik: Die Probanden wurden in zwei Gruppen unterteilt. Eine Gruppe erhielt die konventionelle Therapie, in der sie Mitbewegungen des Mundes bei Lidschluss durch ihre Finger, die oberhalb der Mundwinkel liegen, spüren, die Interventionsgruppe erhielt eine Tapeanlage um den Mund herum. Über einen Zeitraum von vier Wochen wurden die Patienten angewiesen, dreimal täglich 20-mal eine möglichst sanfte Lidschlussbewegung durchzuführen. Mithilfe einer Dreipunktskala wurde die Sensorik der Patienten eingeschätzt. Im Anschluss an die vierwöchige Interventionsphase wurden digitale Videoaufnahmen erstellt, durch die die Synkinesien und die Gesichtssymmetrie der Patienten von verblindeten Ärzten und Logopäden mithilfe des Sunnybrook Facial Grading Systems bewertet wurden.

Ergebnis: Alle Probanden erreichten mit der Taping-Feedback-Therapie eine sensitivere Erkennung der Mundwinkelbewegung als mit der konventionellen sensorischen Finger-Feedback-Therapie. Die Mundwinkelkontraktion während des Augenverschlusses war in der Versuchsgruppe signifikant schwächer als in der Kontrollgruppe. Ebenso wurde die Nasolabialfalte als signifikant flacher gewertet. Der Grad der Lidspalte und die Position der Mundwinkel im Ruhezustand unterschieden sich jedoch nicht signifikant.

Diskussion: Die Studie unterstützt die Annahme, dass die Region unterhalb der Tapeanlage sensibler von Patienten wahrgenommen wird. Insgesamt scheint die Feedback-Methode mit dem elastischen Tape gegen okulo-orale Synkinesien wirksam.

Titel: Acupuncture and Kinesio Taping for the acute management of Bell's palsy: A case report

Autoren: Alptekin, 2017

Ziel: Untersuchung des Einflusses von Kinesio Tape in Kombination mit konventioneller Behandlung bei Fazialisparesen

Probanden: 26-jährige Frau, die sich mit Ohrenschmerzen und Taubheit auf der linken Gesichtshälfte vorstellt. Symptome bestehen seit ca. 8–10 Stunden, sodass eine periphere Fazialisparese (Grad III) diagnostiziert wurde.

Anlagetechnik: Es wurden drei I-förmige Streifen à 2,5 cm Breite zurechtgeschnitten. Der längere Tapestreifen wurde mit 25 % Spannung über dem präaurikulären Gesichtsnervenbereich angelegt. Die Tapeenden wurden ohne Spannung zu den temporalen und mandibularen Ästen angebracht. Ein kürzerer Streifen wurde mit einer Dehnung von 50 % vom Mundwinkel nach oben appliziert. Ein anderer kurzer Streifen wurde mit einer 50 %igen Dehnung entlang des Jochbeins appliziert.

Methodik: Es handelt sich um einen Einzelfallbericht. Eine konventionelle Behandlung wurde eingeleitet. Zusätzlich wurde am selben Tag die erste elastische Tapeanlage angebracht mit dem Ziel der primären Neurofazilitation und Reduktion der Ödem-Schmerzen. Das Tape wurde alle zwei Tage erneuert. Am fünften Tag wurde zusätzlich mit einer Akupunkturbehandlung begonnen, die an drei aufeinanderfolgenden Tagen fortgesetzt wurde. Bei der dreiwöchigen Nachuntersuchung wurde die Fazialisparese als Grad I bestimmt, sodass die Behandlung beendet werden konnte.

Ergebnis: Es lässt sich vermuten, dass eine Kombination von Akupunktur und Kinesio Tape in Verbindung mit physikalischen Therapiemodalitäten vielversprechende komplementäre Therapien für die akute Behandlung einer Fazialisparese darstellt. In diesem Fall war die Behandlung auf diese Art und Weise effektiv und für die Patientin sehr erfolgreich.

Diskussion: Bei dieser Studie ist es leider nicht möglich, den Behandlungserfolg auf eine bestimmte Intervention (Akupunktur oder Kinesio Tape) zurückzuführen. Für diese Aussage wären größer angelegte und randomisiert kontrollierte Studien notwendig.

Dysphonie

Die HNO-Abteilung der Universitätsklinik in Siena hat zwei Studien zum Nutzen von elastischem Tape bei Dysphonie durchgeführt. In beiden Studien wurde die herkömmliche logopädische Therapie durch eine tonisierende Anlage des M. sternohyoideus ergänzt, um die Kehlkopfabsenkung zu begünstigen.

Titel: Kinesio Taping in dysphonic patients

Autoren: Mezzedimi et al., 2017

Ziel: Evaluation des elastischen Tapes zur Behandlung von Dysphoniepatienten in Ergänzung zur herkömmlichen Therapie

Probanden: Insgesamt nahmen 30 Dysphoniepatienten im Alter zwischen 18 und 45 Jahren an der Studie teil und wurden über das Universitätsklinikum akquiriert. Personen über 45 Jahre wurden aus der Studie ausgeschlossen, um Interferenzen im Alterszusammenhang auszuschließen.

Anlagetechnik: tonisierende Muskelanlage des M. sternohyoideus in Y-Form

Methodik: Die Studie wurde am Universitätsklinikum in Siena als Prä-Post-Design mit parallelisierter Kontrollgruppe durchgeführt. Die 30 Probanden wurden in eine Interventions- und eine Kontrollgruppe unterteilt. 15 von ihnen bekamen daher lediglich logopädische Therapie. Die anderen 15 Personen erhielten zusätzlich eine Tapeanlage. Zu Beginn fand eine phoniatrische Untersuchung statt und die Probanden füllten den Voice-Handicap-Index aus. Zusätzlich wurde regelmäßig computergestützt eine Stimmanalyse mittels PRAAT durchgeführt. Innerhalb von zwei Monaten fanden zehn Therapieeinheiten statt.

Ergebnis: Innerhalb der ersten Studie konnte kein zusätzlicher Therapieeffekt durch den Einsatz von Tape nachgewiesen werden. Jedoch wurde die Interventionsgruppe nur in einer der sechs Wochen Interventionszeitraum getapt, sodass kein repräsentativer Unterschied zu erwarten war. Wünschenswert wäre ebenfalls die genauere Beschreibung der logopädischen Stimmtherapie.

Diesen methodischen Mangel gleicht das Team in einer zweiten Studie aus (siehe nächste Studie).

Titel: Kinesio Taping application in dysphonic singers

Autoren: Mezzedimi et al., 2020

Ziel: Evaluierung des elastischen Tapes zur Unterstützung der logopädischen Behandlung bei dysphonischen Sängern

Probanden: 30 Probanden dysphonische Sänger (Gesangsstudierende)

Anlagetechnik: tonisierende Anlage des M. sternohyoideus in Y-Form

Methodik: Die Probanden wurden in zwei Gruppen unterteilt, in denen eine Gruppe mit der Anwendung des elastischen Tapes therapiert wurde und die andere Gruppe nur Logopädie erhielt. Das Tape wurde diesmal bei jeder der zehn Therapieeinheiten über einen Zeitraum von zwei Monaten angelegt und sollte von den Probanden so lange wie möglich getragen werden. Es fand eine computergestützte Stimmanalyse mit der PRAAT-Software statt. Zusätzlich füllte jeder Proband den Voice-Handicap-Index für Sänger aus.

Ergebnis: Es zeigten sich signifikante Verbesserungen in den Parametern Jitter und Shimmer sowie im Singing Voice Handicap Index gegenüber der Kontrollgruppe. Ebenfalls zeigte sich insgesamt eine schnellere Verbesserung der gemessenen Stimmparameter, die den zusätzlichen Einsatz von Tape bei der Stimmtherapie unterstützt.

Diskussion: Die Studie wurde im Verlauf modifiziert, da ein weiterer Messzeitpunkt zur Zwischenauswertung nach der fünften Therapieeinheit eingefügt wurde. Die Autoren erhofften sich dadurch mögliche Ergebnisse von Kinesio Tape als Beschleuniger der Therapie zu erfassen. Die Probanden wurden in dieser Studie leider nicht randomisiert. Dies sollte in einer zukünftigen Studie geändert werden. Zusätzlich sollte eine langfristige Tapeanwendung untersucht werden. Den Autoren ist es ebenso wichtig, dass das elastische Tape die Therapie nicht ersetzt, sondern die Wirkungsweise der Behandlung verstärkt.

Titel: The immediate effect of diaphragm taping with breathing exercise on muscle tone and stiffness of respiratory muscles and SpO_2 in stroke patient

Autoren: Wang et al., 2017

Ziel: Messung der unmittelbaren Auswirkungen einer elastischen Tapeanlage am Zwerchfell von Patienten nach einem Schlaganfall. Diese wird ergänzend zu Muskelübungen, die die Atemmuskulatur unterstützen, angelegt.

Probanden: Insgesamt wurde 28 Schlaganfallpatienten eines südkoreanischen Krankenhauses in zwei Gruppen unterteilt. Kognitive Einschränkungen wurden anhand des Minimental-Status-Tests ausgeschlossen.

Anlage: Das elastische Tape wurde während der maximalen Einatmung ausgehend vom Sternum unter Spannung die unteren Rippenbögen umfassend geklebt. Sowohl Basis als auch Tapeende wurden anschließend mit weiteren Tapes fixiert.

Methodik: Die Probanden wurden randomisiert der Interventions- bzw. Kontrollgruppe zugewiesen. Die Kontrollgruppe führte lediglich Atemübungen aus und die Interventionsgruppe erhielt darüber hinaus die Tapeanlage. Die Probanden lagen über einen Zeitraum von 30 Minuten auf dem Rücken und führten in dieser Position die Übungen aus. Nach 20 Minuten fand die erste Messung statt. Diese wurde unmittelbar nach Ablauf der 30 Minuten wiederholt. Der Tonus der Atemmuskulatur (M. trapezius, äußere schräge Bauchmuskulatur, M. rectus abdominis) wurde anhand eines nicht-invasiven Messgeräts (MyotonPro) gemessen. Zudem wurde die Pulsfrequenz mittels eines Oxymeters erhoben. Die betroffene und die nicht-betroffene Seite wurden gegenübergestellt.

Ergebnis: Bei dem Vergleich der Atemmuskulatur auf der betroffenen und nicht betroffenen Seite von Schlaganfallpatienten zeigten die Ergebnisse eine statistisch signifikante Abnahme des Muskeltonus. Bis auf die äußere schräge Bauchmuskulatur und den M. rectus abdominis konnte mittels des MyotonPro ebenso eine veränderte Muskelstärke nachgewiesen werden. Von Prä- zu Posttestung zeigte sich eine statistisch signifikante Erhöhung des Muskeltonus aller gemessenen Muskeln sowie eine verbesserte Stärke des oberen M. trapezius und des M. scalenus bei der Interventionsgruppe. Zusätzlich konnte eine statistisch signifikante Abnahme der Sättigung von peripherem Sauerstoff belegt werden. In der Kontrollgruppe konnte ebenso eine statistisch signifikante Zunahme des Muskeltonus des M. trapezius und der äußeren schrägen Bauchmuskulatur nachgewiesen werden. Zwischen den Gruppen, also den unterschiedlichen Interventionsarten, konnte kein statistisch signifikanter Unterschied festgestellt werden.

Diskussion: Diese Studie zeigt, dass die Anwendung der Atemübungen mit ergänzender Tapeanlage positive Auswirkungen auf die sofortige Erhöhung des Muskeltonus hatte und ebenso die Muskelstärke der Atemmuskulatur verbessert werden konnte. Es konnten allerdings nur unmittelbar Ergebnisse nachgewiesen werden. Daher sollten in Zukunft Langzeiteffekte überprüft werden.

Fazit zur Studienlage

Die Wirksamkeit der vorgestellten Einsatzmöglichkeiten des elastischen Tapes in der Logopädie ist nur selten in qualitativ hochwertigen Studien nachgewiesen. Hier besteht ein großer Bedarf an zukünftiger Forschung. Keine der bekannten Studien belegt einen negativen Effekt des elastischen Tapes. Sofern kein Effekt beschrieben wurde, finden sich methodische Mängel, die vor allem in der kurzen Anlagezeit liegen. Gemein ist allen Studien, dass die Tapeanlage in Kombination mit den herkömmlichen logopädischen Therapieverfahren angewendet werden sollte, um eine optimale Patientenversorgung zu gewährleisten. Die Anwendung von elastischem Tape in der sprachtherapeutischen Disziplin ist noch recht jung, sodass zunehmend mehr Studien veröffentlicht werden können.

Schlusswort

Wir hoffen, dass wir Ihnen mithilfe dieses Ratgebers einen Einblick in die Einsatzmöglichkeiten des elastischen Tapes geben konnten, und Sie ermutigt haben, die eine oder andere Anlage bei sich selbst, Ihren Patienten oder Angehörigen auszuprobieren.
Wenn Sie das Tapen ausprobieren, werden Sie erfahren, dass Ihnen die getapte Person meist ein unmittelbares Feedback zur Anlage gibt, und Sie dadurch die Möglichkeit haben, diese direkt zu modifizieren. Im klinisch-praktischen Alltag wird die Therapie durch den erweiterten Blick und den Einfluss des Tapes auf gesamtkörperliche Zusammenhänge noch effektiver gestaltet, sodass die Patienten eine weitere Möglichkeit erhalten, ihre Wahrnehmung und ihr Bewusstsein zu fördern. Dies führt dazu, dass Therapieziele insgesamt schneller erreicht werden können. Das elastische Tape kann als Hilfsmittel eingesetzt werden und das therapeutische Handwerkszeug erweitern. Bei uns kommt es ergänzend in Kombination mit einer Vielfalt anderer Methoden zum Einsatz. Wenn man die grundlegenden Prinzipien des Tapens verstanden hat, sind der Kreativität im Einsatz keine Grenzen gesetzt, und es eröffnet sich eine Vielfalt an Anwendungsmöglichkeiten bei allen Patientengruppen.

Danksagung

Wir möchten uns zunächst bei allen Patient*innen bedanken, an und mit welchen wir den Einsatz und Effekt des Tapes und dessen Modifikation lernen durften! Wir bedanken uns im Besonderen bei denen, die uns die Fotofreigabe für diesen Ratgeber gegeben haben.

Wir bedanken uns bei dem Fotomodell Senait Kattlun und der Fotografin Lisa Spinello, die uns dabei unterstützten, Ihnen eine möglichst nachvollziehbare Darstellung der Methodik zu zeigen. Für die Erstellung der Grafiken bedanken wir uns bei Max Badstübner.

Ohne die Unterstützung aller hätten wir den Ratgeber in der vorliegenden Form nicht verfassen können.

Literaturverzeichnis

Benlidayi, I. C., Salimoc, R., Kurkcu, M. & Guzel, R. (2016). Kinesio Taping for temporomandibular disorders: Single-blind, randomized, controlled trial of effectiveness. J Back Musculoskelet Rehabil. 29(2): 373–380.

Bökelberger, A., Lehner, O. (2015). Kinesiologisches Taping – das Arbeitsbuch (2. überarbeitete und erweiterte Auflage). Bern: Hogrefe Verlag.

Chusid, J. G. (1978). Funktionelle Neurologie – Anatomische, diagnostische und klinische Grundlagen (übersetzt, bearbeitet und ergänzt von Mauritz und Mauritz). Berlin, Heidelberg: Springer Verlag.

Faller, A. & Schünke, M. (2012). Der Körper des Menschen – Einführung in Bau und Funktion. (16. Auflage). Stuttgart, New York: Georg-Thieme-Verlag.

Fuhr, T. & Müssig, M. (2019). Logo meets Physio. Kurzzeiteffekte von Kinesio Taping bei Kindern mit myofunktionellen Störungen – ein interdisziplinärer Ansatz. Forum Logopädie. 33(1): 2–7.

Ginszt, M., Berger, M., Bakalczuk, M. & Gawda, P. (2016). Influence of Kinesio tape application on masticatory muscles activity evaluated using surface electromyography – a pilot study. Eur J Med Technol. 2(11): 22–27.

Goldmann, M. (2017). Kinesiologische Tapes – Verspannungen lockern, Schmerzen lindern, Gelenke unterstützen. München: Garant Verlag.

Habsch, J. (2018). Kompaktkurs Kinetische Tapes. Praxisorientierte Einführung und Handbuch zur Taping-Therapie am Bewegungsapparat (4. Auflage). Diessen: Habsch Verlag.

Heo, S. & Kim, K. (2015). Immediate effects of Kinesio Taping on the movement of the hyoid bone and epiglottis during swallowing by stroke patients with dysphagia. J Phys Ther Sci. (27): 3355–3357.

Ilbeygui, R. (2016). Taping. Techniken – Wirkungen – Klinische Anwendung. München: Elsevier GmbH.

Kandt, O. (2010). Die Heilkraft der Gitterpflaster. Sanfte Reize mit großer Wirkung – Schmerzfrei ohne Medikamente. Hannover: BWH.

Kumbrink, B. (2018). K-Taping. Grundlagen – Anlagetechniken – Indikationen (3. Auflage). Berlin: Springer.

Lin, C., Wu, W., Chang, K., Lin, H. & Chou, L. (2016). Application of Kinesio Taping method for newborn swallowing difficulty. A case report and literature review. Medicine 95(31): 1–3.

Litz-Kijak, D., Kopacz, L., Ardan, R., Grzegocka, M. & Kijak, E. (2018). Assessment of the Short-Term Effectiveness of Kinesiotaping and Trigger Points Release Used in Functional Disorders of the Masticatory Muscels. Pain Res Manag. DOI: 10.1155/2018/5464985.

Mezzedimi, C., Spinosi, M., Mannino, V., Ferretti, F. & Al-Balas, H. (2020). Kinesio Taping Application in Dysphonic Singer. Journal of Voice, 34(3): 487. DOI: 10.1016/j.jvoice.2018.11.001

Mezzedimi, C., Livi, W. & Spinosi M. (2017). Kinesio taping in dysphonic patients. J Voice. 31: 589–593.

Mikami, D., Furia, C. & Welker, A. (2017). Addition of Kinesio Taping of the orbicularis oris muscles to speech therapy rapidly improves drooling in children with neurological disorders. Dev Neurorehabil, DOI: 10.1080/17518423.2017.1368729

Müller, T. (2016). Das Kinesio-Tape in der Behandlung oropharyngealer Dysphagien – Dysphagie-Therapie nach akutem Schlaganfall. Saarbrücken: Akademikerverlag.
Roth, R. (2018). Taping. Der große Bildatlas Kinesiologisches Tapen. Berlin: KVM Verlag.
Scheiff, C. & Tenhagen, A. (2019). Taping in der Dysphagie – Einfluss des elastischen Tapes bei Dysphagiepatienten mit apallischem Syndrom – Auswirkungen auf die Schluck- und Absaugfrequenz sowie die Vigilanz. Unveröffentlichte Bachelorarbeit, Europäische Fachhochschule Brühl.
Tenhagen, A., Piekartz v., H., Schneider, B. (2014): Der Einsatz von elastischem Tape in der MFT zur Behandlung eines offenstehenden Mundes. Bachelorarbeit Hochschule Osnabrück: https://www.dbl-ev.de/fileadmin/Inhalte/Fobis/kongress/2014/Tenhagen_Anne_Kinesiotaping_und_MFT.pdf

Bildquelle

Die Anatomiegrafiken wurden in Anlehnung an Kenhub modifiziert: www.kenhub.de

| Informationen zum Download

Mit Erwerb dieser Publikation erhalten Sie zusätzlich eine kleine Auswahl an Kopiervorlagen, die Sie zur Weitergabe an Ihre Patient*innen, Angehörige und Klinikpersonal verwenden können.

Das Informationsschreiben **Elterninformation Anleitung zur unterstützenden Tapeanlage für den Mundschluss (M. orbicularis oris)** dient zur Weitergabe an die Eltern/Erziehungsberechtigten.

Der **Protokollbogen** ist zur Weitergabe an den Patienten oder zur Nutzung im therapeutischen Alltag bestimmt. Er dient der Erfassung der Tapeanlagen und der Dokumentation von Besonderheiten. Zum einen stellt er eine Erinnerungshilfe dar, zum anderen bietet er Ihnen die Möglichkeit, den Fortschritt auf Basis der Anlagedauer zu bewerten.

Die **Klinikinformation (Taping bei Dysphagie)** ist als Aushang im Patienten- oder Dienstzimmer für stark pflegebedürftige Patienten – wie beispielsweise Personen im Wachkoma – gedacht. Unabhängig davon ist die mündliche Information des klinischen Fachpersonals vor der ersten Tapeanlage unabdingbar, um beispielsweise die Patienten vor nicht sachgemäßer Entfernung des Tapes zu schützen. Für später aufkommende Nachfragen ist es sinnvoll, den Namen der Logopäd*in und ihre Erreichbarkeit anzugeben.

Die **Kurzanleitung Crosstapes** dient sowohl für Sie als auch Ihre Patient*innen als Sicherheit für die Durchführung der Anlage.

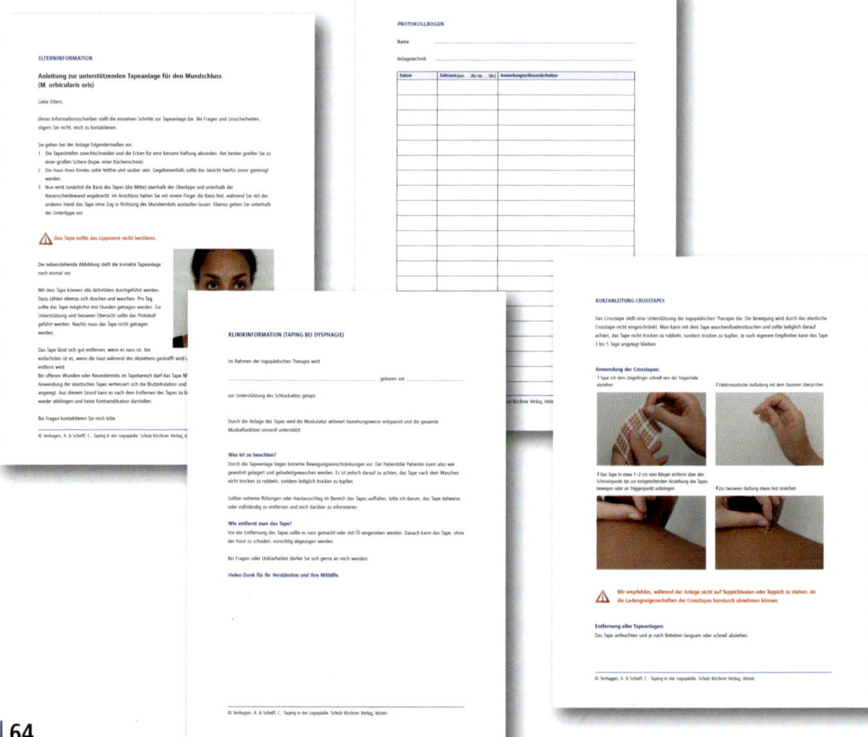

ELTERNINFORMATION

Anleitung zur unterstützenden Tapeanlage für den Mundschluss (M. orbicularis oris)

Liebe Eltern,

dieses Informationsschreiben stellt die einzelnen Schritte zur Tapeanlage dar. Bei Fragen und Unsicherheiten, zögern Sie nicht, mich zu kontaktieren.

Sie gehen bei der Anlage folgendermaßen vor:

1. Die Tapestreifen zurechtschneiden und die Ecken für eine bessere Haftung abrunden. Am besten greifen Sie zu einer großen Schere (bspw. einer Küchenschere).
2. Die Haut Ihres Kindes sollte fettfrei und sauber sein. Gegebenenfalls sollte das Gesicht hierfür zuvor gereinigt werden.
3. Nun wird zunächst die Basis des Tapes (die Mitte) oberhalb der Oberlippe und unterhalb der Nasenscheidewand angebracht. Im Anschluss halten Sie mit einem Finger die Basis fest, während Sie mit der anderen Hand das Tape ohne Zug in Richtung des Mundwinkels auslaufen lassen. Ebenso gehen Sie unterhalb der Unterlippe vor.

Das Tape sollte das Lippenrot nicht berühren.

Die nebenstehende Abbildung stellt die korrekte Tapeanlage noch einmal vor.

Mit dem Tape können alle Aktivitäten durchgeführt werden. Dazu zählen ebenso sich duschen und waschen. Pro Tag sollte das Tape möglichst drei Stunden getragen werden. Zur Unterstützung und besseren Übersicht sollte das Protokoll geführt werden. Nachts muss das Tape nicht getragen werden.

Das Tape lässt sich gut entfernen, wenn es nass ist. Am einfachsten ist es, wenn die Haut während des Abziehens gestrafft wird
entfernt wird.
Bei offenen Wunden oder Neurodermitis im Tapebereich darf das Tape
Anwendung der elastischen Tapes verbessert sich die Blutzirkulation und
angeregt. Aus diesem Grund kann es nach dem Entfernen des Tapes zu
wieder abklingen und keine Kontraindikation darstellen.

Bei Fragen kontaktieren Sie mich bitte.

PROTOKOLLBOGEN

Name:

Anlagetechnik:

Datum	Zeitraum (von ... Uhr bis ... Uhr)	Anmerkungen/Besonderheiten

KLINIKINFORMATION (TAPING BEI DYSPHAGIE)

Im Rahmen der logopädischen Therapie wird

____________________, geboren am __________

zur Unterstützung des Schluckaktes getapt.

Durch die Anlage des Tapes wird die Muskulatur aktiviert beziehungsweise entspannt und die gesamte Muskelfunktion sinnvoll unterstützt.

Was ist zu beachten?
Durch die Tapeanlage liegen keinerlei Bewegungseinschränkungen vor. Der Patient/die Patientin kann also wie gewohnt gelagert und gebadet/gewaschen werden. Es ist jedoch darauf zu achten, das Tape nach dem Waschen nicht trocken zu rubbeln, sondern lediglich trocken zu tupfen.

Sollten extreme Rötungen oder Hautausschlag im Bereich des Tapes auffallen, bitte ich darum, das Tape teilweise oder vollständig zu entfernen und mich darüber zu informieren.

Wie entfernt man das Tape?
Vor der Entfernung des Tapes sollte es nass gemacht oder mit Öl eingerieben werden. Danach kann das Tape, ohne der Haut zu schaden, vorsichtig abgezogen werden.

Bei Fragen oder Unklarheiten dürfen Sie sich gerne an mich wenden.

Vielen Dank für Ihr Verständnis und Ihre Mithilfe.

KURZANLEITUNG CROSSTAPES

Das Crosstape stellt eine Unterstützung der logopädischen Therapie dar. Die Bewegung wird durch das elastische Crosstape nicht eingeschränkt. Man kann mit dem Tape waschen/baden/duschen und sollte lediglich darauf achten, das Tape nicht trocken zu rubbeln, sondern trocken zu tupfen. Je nach eigenem Empfinden kann das Tape 3 bis 5 Tage angelegt bleiben.

Anwendung der Crosstapes:

1 Tape mit dem Zeigefinger schnell von der Trägerfolie abziehen

2 Elektrostatische Aufladung mit dem Daumen überprüfen

3 Das Tape in etwa 1–2 cm vom Körper entfernt über den Schmerzpunkt bis zur entsprechenden Anziehung des Tapes bewegen oder an Triggerpunkt anbringen

4 Zur besseren Haftung etwas fest streichen

Wir empfehlen, während der Anlage nicht auf Teppichboden oder Teppich zu stehen, da die Ladungseigenschaften der Crosstapes hierdurch abnehmen können.

Entfernung aller Tapeanlagen:
Das Tape anfeuchten und je nach Belieben langsam oder schnell abziehen.